人生１００年時代を
元気に生き抜く

医師が教える経営者のための「戦略的健康法」

Strategic
Prevention

株式会社ウェルネス
代表取締役・医師 中田航太郎

ERESA Publishing

はじめに

「ちょっと具合が悪いから、病院に行こう」
「医師は病気を治してくれる人。できれば関わりたくない」

そのように考えている人も多いのではないでしょうか。

でも、病気になってから慌てて医師を探して治してもらうより、そもそも病気にならなくて済むなら、早期に発見して辛い思いをしなくて済むなら……
もっといいと思いませんか？

多くの人々は、異常を自覚してから初めて医師のもとを訪れますが、**ビジネスの世界では問題が発生する前に専門家と相談しながら予防策を講じるのが常識**です。

企業が顧問弁護士を雇うのも、専門家をつけてサイバーセキュリティ対策を行うのも、将来起こり得る問題を未然に防ぐためです。

この考え方を健康管理にも応用する時代が訪れています。

はじめまして、株式会社ウェルネス代表取締役・医師の中田航太郎と申します。

私は医療現場で多くの患者さんと接する中で、**予防医療の重要性**を痛感してきました。

特に、経営者のような多忙で社会的責務の大きい方々にとって、健康管理は経営戦略と同じくらい重要です。というのも、経営者の方が倒れたら、会社の経営も傾いてしまう危険性が非常に高いからです。

実際、経営者が重病になって突然現場を離脱してしまい、業績悪化や倒産に至ってしまう事例も多数目の当たりにしてきました。

経営者の離脱・急死が会社や家庭、社会に与える影響は想像以上に大きいので、課題が顕在化してから事後対応をするのではなく、起こり得る問題を未然に防ぐための「戦略的健康法」が求められるのです。

健康も、計画的かつ長期的に取り組むべき課題です。

私が早々に王道の医師キャリアを捨てて病院を離れ、予防医療を社会に広めるためにウェルネス社を創業した理由について、少しお話ししましょう。

私は4歳の頃に小児ぜんそくで入院した経験がきっかけで、医師を志すようになりました。

医学部に合格した後、「人に安心感を与え、良い人生の支えになれる医師になりたい」という思いで医療の道を進みました。

医療現場で働く中である日余命を宣告された経営者の患者さんの、こんな言葉を耳にすることになりました。

「もし病気になる前に、先生のように親身になって考えてくれる医師に出会えていたら、僕の人生は変わっていたかもしれない」

彼は年商数百億円を誇る企業を経営する素晴らしい経営者でした。ですが、ある日突然、呼吸困難に陥って救急搬送されたのです。

そして、いきなり「肺がんステージ４」と診断されました。

これまで、簡易的な健康診断は受けていましたが、勧められていた精密な人間ドックは受けるタイミングを数年逃し、体の小さな異変を覚えながらも忙しさを優先して受診を後回しにしていました。

その結果がこれでした。

彼の突然の病気の発覚は会社にも大きな影響を及ぼしました。彼が倒れたことにより、彼の事業は停滞し、多くの経済的損失が発生してしまったのです。

私は、人々の良い人生の支えになることを目標に医師を志したにもかかわらず、病院を訪れたときにはすでに打つ手がないような患者さんとたくさん出会う中。その繰り返しに医師としての無力感を日々感じていました。

そんなときに、彼の言葉を聞いた私は、「そうか！　病気になる前に出会う医者がいてもいいのか」と、ハッと気づきました。

彼のその一言が、「パーソナルドクター」というサービスの発想の原点となったのです。

経営においては必ず戦略を立てて、時に専門家の力を借りながら、計画的に長期的に取り組んでいく。なのに、健康管理においては、自己流や口コミに頼ってしまったり、その場しのぎの対症療法になってしまったりする。

身体はなによりも資本なのに、それはおかしな話ですよね。

予防医療・健康管理も、経営と同様に戦略的に取り組む必要があります。病気が進行してから治療するよりも、「病気にならないこと」や「早期に発見すること」にフォーカスする方が重要。

それによって健康で幸せな時間をより長く過ごすことができます。そのためには、医師という専門家をもっと効率的に活用することが効果的だと考えたのです。

私は戦略的に健康を管理するための仕組み・知見を体系化することにしました。そして、これまでに500名以上の経営者や芸能人の方々に予防医療の知見と実践法を提供してきました。

本書では、これらの経験と実績を基に、病気を未然に防ぎ、健康で幸せに過ごすための具体的な方法や考え方をご紹介します。

また、海外の医療サービスからも多くのことを学べます。欧米では「データに基づく戦略的予防」や「ホームドクターによるプライマリケア」が効果的とされ、注目されています。事前に自分の健康リスクを把握し、適切な管理を行うことで病気の発症を防ぎ、気になることがあればすぐに医師に相談できる環境を持つことで早期発見につなげるのです。

さらに、健康寿命と平均寿命のギャップを埋める方法や、病気が見つかる前からパーソナルドクターを持つことの重要性についても詳しく解説します。

私たちが目指すのは、「病気のない状態」ではなく、「心身ともに健康で豊かな生活」を送ること。

つまり、ただ長生きするだけでなく、「いい人生を送れること」が一番だと考えています。大きな病気を早期に発見し治療するだけでなく、健康データを蓄積して病気になるリスクを事前に知り、対策することが大切です。

健康管理は、今や経営者の重要な仕事の一つです。財務（Finance）、マネジメント（Management）、そしてヘルスケア（Healthcare）。

これら三つこそが経営者のフォーカスすべき重要な仕事であると米国のスタートアップ経営者たちは語ります。

健康は日々の仕事のパフォーマンス、企業の持続的な成長、そして何より幸福な人生につながります。

この本を読んで戦略的健康法を学び、ぜひ後悔のない人生を送るための知恵を手に入れてください！

はじめに

もくじ

もくじ

第3章 過信しすぎてはいけない人間ドックの大きな誤解

第4章 あなたの〝本当の〟体調が分かる人間ドックの受け方

もくじ

第6章 その健康法、本当に合っていますか？

第7章 医師がやってる毎日のちょっとした健康習慣

もくじ

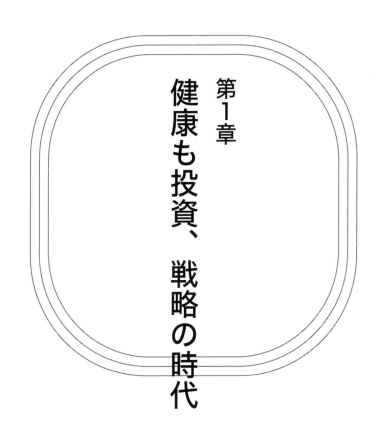

第1章

健康も投資、戦略の時代

1・1 時代の流れは「戦う」から「守る」へ

これまで、私たち医師は「病気と闘う」ことに重きを置いてきました。患者さんが体調を崩して病院に来たとき、その原因を見つけて治療する。これがこれまでの医療の基本的な考え方でした。そして、この「闘う医療」によって、多くの命が救われてきたことは事実です。

しかし、今の時代、医療の考え方が変わりつつあります。これからは、「病気と戦う」よりも**「健康を守る」**ことがより重要になってきているのです。その理由をお話ししましょう。

まず、病気の種類が近年大きく変わってきたことが挙げられます。昔は、感染症が人間にとって一番の脅威でした。しかし今は、生活習慣病やがんなどが大きな問題となっています。これらの病気は、一度進行してしまうと完治するのが難しく、長い間付き合っていく必要があります。

だからこそ、「病気を治す」だけではなく、「病気にならないようにする・早期に発見する」、つまり**予防することが大事**なのです。

また、医療技術・テクノロジーが進歩したことで、検査や日々の健康データ管理によって、病気を早く見つけたり、発症前に防いだりすることが現実的に可能になってきました。これらの背景から、症状が現れる前に予防的に健康管理を行うことが、従来にも増して重要なテーマになっています。

予防的な健康管理が進むことで、病気になるリスク・重症化して手遅れになるリスクを減らし、長期的に健康を維持することが可能になるのです。

そして、健康に対する人々の意識も変わっています。単に「病気じゃなければいい」という考え方から、もっと前向きに**「健康で充実した生活を送りたい」**というニーズが高まっているのです。これが、「守る医療」、つまり予防を重視する考え方を支えています。

しかし残念ながら、日本ではまだこの「守る医療」が十分に広まっていません。私はアメリカの医療市場を見てきましたが、そこでは予防を重視する動きが進んでいます。

例えば、「プライマリケア医」と呼ばれる、総合的に健康を見てくれる医師による定期的な接点を持つことが一般的です。また、国の予算も、病気の治療に対してだけでなく、病気の予防に対しても分配される方向にシフトしています。

一方、日本では「病気になったら病院に行く」という考え方が依然根強いです。医療システムとしても、予防医療の体制がまだ整っていないのが現状です。

多くの医師が予防の大切さを感じているものの、治療を中心とした従来の診療に追われている中、患者さんの健康を守るために十分な時間やリソースを確保することが難しいのです。

この結果、予防や健康管理の分野での進展自体が遅れており、最新の医療技術やデジタルツールの活用が進んでいない状況です。例えば、自らの健康情報を統合的に管理するための**ＰＨＲ（パーソナルヘルスケアレコード）の普及や、個々の体質や生活習慣に合わせた個別化予防医療（パーソナライズ予防医療）**の実践がまだ十分に行われていません。

しかし、今こそこの状況を変えるときが来ています。私たちは、病気を「治す」だけでなく、健康を「守る」ための新しいアプローチを取り入れていく必要があります。

例えば、個々の生活習慣や体質に合った予防戦略を立て、定期的に健康チェックを行い、健康的なライフスタイルを支援するための取り組みを進めていく必要があるでしょう。

この変化には、医療提供者だけでなく、患者さん側の意識改革も必要です。「病気になったら病院に行く」というのではなく、**「健康を維持するために定期的に医療の専門家に相談する」**という新しい文化を創る必要があります。

「戦う」から「守る」へのシフトは、単なる一時的な流行ではありません。これは現代の疾病に適合した効果的な医療システムに進化するための重要なステップであり、人々がより長く、より健康的な人生を送るための鍵となる変化なのです。

1・2　健康にも「投資」の波

近年、**「健康への投資」**という考え方が急速に広がっています。特に若い世代、いわゆるY世代（ミレニアル世代）やZ世代は、この健康投資の波に自然に乗っています。

彼らにとって健康であることは、人生の質を高めるための大切な資産と考えられているのです。

日々パーソナルドクターとして多くの経営者の方々と接する中で感じるのは、20代、30代、そして40代の方々の健康への関心が非常に高まっているということです。50代、60代の方々と比べても、**若い世代の方がむしろ積極的に検査を受けたり、健康情報を調べたり、フィットネスや健康食品にお金をかけたりしています。**

この背景には、価値観の大きな変化があるように思います。昔は、高級車や高級時計、豪華な住宅などを所有することが豊かさの象徴でした。「高価なものを持っていることが成功の証《あかし》」という考え方が一般的だったのです。しかし、今の若い世代の考え方は大きく変わってきています。

彼らにとっての**「豊かさ」**とは、どれだけ素晴らしい体験をしたか、どれだけ素晴らしい人たちと時間を過ごしたか、またどれだけ自己成長ができたか、というように、目に見えないものにシフトしています。体験や人間関係、自己実現が重要視されているのです。

例えば、高級車を所有するよりも、いろいろな国を旅して異文化を体験することに価値を感じお金を使う人が増えています。また、高価な時計を買うよりも、自分を成長させる学びやスキルアップに投資する人が多いです。こうした体験を楽しみ、人生を豊かにするためには、健康であることが欠かせません。

どんなに素晴らしい車を持っていても、病気で寝込んでしまっては、その価値を感じることはできません。健康でなければ、自由に旅することも、新しいスキルを学ぶことも難しいですよね。

このように、若い世代が体験を大切にし、それを実現するための手段として**健康を重視**するようになっているのです。それに伴って、お金の使い方も健康維持にシフトしています。健康な体でさまざまな体験をすることが、彼らにとっての新しい豊かさの象徴になっているのです。

さらに、健康への投資は将来への備えでもあります。健康でいることで、長い目で見たときに**大きな経済的メリット**があります。例えば、医療費の節約や仕事のパフォーマンス向上、長く働けることで収入が増えるなど、健康でいることが経済的にもプラスになるのです。

最近では、デジタル技術の進歩も健康投資を後押ししています。スマートウォッチやフィットネスアプリなど、誰でも簡単に自分の健康状態をモニタリングし、データを活用することができるようになりました。これにより、健康管理がもっと身近で簡単になり、毎日の生活の中で健康への意識を高めることができるようになっています。

また、新型コロナウイルスのパンデミックも、**健康の重要性を再確認するきっかけ**となりました。多くの人が健康を失うリスクを実感し、その大切さを改めて認識することとなったのです。

これらの理由から、今後ますます**「健康への投資」**の流れは強まっていくでしょう。それに伴い、戦略的予防医療の重要性も高まっていくと考えられます。健康であり続けることが、豊かな人生を送るための重要な要素になっているのです。

私たち医療従事者も、この流れに対応していく必要があります。これまでの「病気を治す」という役割に加えて、**「健康を維持し、さらに増進する」**という新しい役割が求められているのです。これからの医療は、個々の健康投資をしっかりサポートし、皆さんがより良い人生を送るためのパートナーであることが大切だと考えています。

1・3 時間がない人ほど、健康を失ったときのコストが大きい

経営者にとって、健康を失うことの代償は非常に大きいです。もし突然倒れてしまったら、その影響は社員、家族、そして会社の売り上げにまで及びます。言い換えれば、経営者の健康を失うことは、会社にとって最大のリスク、つまり「ブラックスワン」なのです。

50代の経営者Ａさんは20社ほどの会社の経営や顧問を務める、非常にエネルギッシュな経営者でした。Ａさんは毎日忙しく、定期的な健康チェックを後回しにしていました。「自分は元気だから大丈夫」と思い込んでいたのです。しかし、その油断が命取りになりました。

ある日、Ａさんは突然激しい腹痛に見舞われ、緊急入院しました。詳しく検査をしてみると、**ステージ４の膵臓がん**であることが分かりました。残念ながら、発見が遅かっ

ため、手術は難しく、抗がん剤治療しか選択肢がありませんでした。Aさんはその後、約2年の闘病期間を経てこの世を去りました。

この間、彼が関わる会社すべてで意思決定が滞り、深刻な影響が出始めました。まず、進行中だった大規模なM&Aプロジェクトが、Aさんの判断が得られないことで頓挫してしまったのです。プロジェクトは方向性を失い、最終的には破談に。これにより、関連する3社が大きな損失を被りました。

さらに、Aさんが新たに立ち上げた会社2社も、彼のリーダーシップがないために資金繰りが悪化し、閉鎖に追い込まれました。これにより、100名以上の従業員が職を失ってしまったのです。

Aさんの家族もまた、突然の事態に混乱しました。相続の準備を全く始めていなかったため、急いで弁護士や税理士を交えた手続きを進めなければならなくなりました。複雑な資産構成や、多くの関連会社があることで相続対策は難航しました。

最終的には、Aさんのメイン事業で最も成功していた会社も、彼の不在により業績が悪化。最終的にはライバル企業に買収されてしまったのです。Aさんやその家族、そして彼を支えてきた多くの従業員が、長い年月をかけて大事に築き上げてきた事業が、病気によって他人の手に渡ってしまったのです。

もしAさんが**定期的に健康チェックを受け、早期に問題を発見できていれば**、状況は大きく違っていたでしょう。Aさんの場合、家族にも膵臓がんの方が複数いたため、膵臓がんの早期発見に役立つ検査を定期的に受けるべきでした。膵臓がんには遺伝の側面もあるからです。もしステージ1や2の段階で見つかっていれば、手術が可能で治療の成功率も高かったはずです。手術をすることになったとしても、その間の会社の運営について十分に準備する時間もあったでしょう。

さらに、健康への投資をしていれば、そもそもがんの発症を防ぐこともできたかもしれません。例えば、定期的な検査に加え、自分のリスクに合わせた生活習慣の改善やストレス管理を行うことで、がんの発症リスクを下げることも可能だからです。

Aさんの例は、決してまれなケースではありません。私がこれまで関わってきた多くの経営者の中にも、似たような経験をされた方がいます。Bさんは上場を控えた会社の社長でした。多忙を理由に健康診断を後回しにしていたところ、心筋梗塞で急逝。その結果、上場計画が中止になってしまったのです。結局Bさんが経営していた会社の成長は止まり、本来なら社会に大きなインパクトを与えるはずだった機会も失われてしまいました。

このように、**経営者の健康問題は個人だけの問題ではありません**。それは会社の業績や従業員、取引先、さらには社会全体にまで影響を及ぼす重大な問題です。

だからこそ、私は強調したいのです。**健康への投資は、単なるコストではありません**。自分自身はもちろんのこと、家族、会社、そして社会の未来への大切な投資なのです。特に多忙で責任の大きい経営者こそ、健康への投資が不可欠です。なぜなら、彼らの時間の価値は非常に高く、健康を失うことによる損失は非常に大きいからです。

定期的に自分の健康と向き合い、リスクに応じた健康診断を受けたり、生活習慣を見直したりすること**（予防医療）**は、決して時間の無駄ではありません。それどころか、長期的に見れば最も効率的で、高いリターンを生む投資です。ぜひ健康を経営戦略のひとつと考え、積極的に投資してください。それが、あなたと、あなたが関わるすべての人々の幸せにつながるのです。

1・4　健康と経営は密接に関係する。戦略なくして健康なし！

健康管理と経営には、多くの共通点があります。それは、どちらも**長期的な視点が求められ、計画を立てて継続的に取り組む必要がある**という点です。しかし、経営ではしっかりと戦略を立てるのに、健康管理になるとついつい場当たり的な対応をしてしまう人はとても多いです。これでは健康を損ない、結果として経営にも悪影響を及ぼすことになりかねません。

健康管理も経営と同じように戦略を立てましょう。ここで言う戦略とは、「長期的な目標を設定し、その達成に向けて計画的に行動すること」を意味します。それはつまり、目標を達成する上で「自分には何が必要か？」「何が不足しているか？」をしっかり把握した上で、それに向けて計画的に行動することが必要だということです。

しかし、多くの方が「このサプリメントが効く」「この治療が良い」といった万人に向けた「うわさ話」に飛びついてしまいがちです。この傾向は特に忙しい経営者の方々に多く見られます。時間がないため、すぐに効果が出るように錯覚するような分かりやすい解決策を求めてしまうのです。

例えば、40代の経営者Cさんは、疲れを取るためにさまざまなサプリメントを試したり、高価な点滴療法を受けたりしていました。ですが、疲れがなくなることはありませんでした。Cさんの場合、**重症の睡眠時無呼吸症候群**を抱えており、睡眠の質が極端に低下していたことが疲労の原因でした。課題の原因を分析することなく、友人に勧められるがままに分かりやすい解決策に飛びついてしまい、本質的な問題に取り組めていなかったのです。

世の中にはさまざまな健康法がはびこっていますが、その方法が本当に自分に合っているかは簡単には分かりません。というのも、**人によって体質も違えば、生活環境、健康上の問題が異なる**からです。誰かにとってよいとされるサプリメントや治療法が、自分には合わない、あるいは逆効果であることも往々にしてあるのです。

後ほど詳しくご紹介しますが、例えば、ビタミンAやベータカロテンのサプリメントは一般的に健康に良いと言われています。ですが、**喫煙者が大量に摂取すると、逆にが**

んのリスクが高まるという研究結果もあります。また、高負荷の筋力トレーニングはある人にとっては健康を増進しますが、別のある人にとっては体に負担がかかりすぎ、健康を害することもあります。

このように、健康管理においても**「全ての人に同じ方法が効果的である」ということはまずありません。個々の体質や状況に合わせたパーソナライズ戦略**が必要なのです。

では、健康管理における「戦略」とは具体的に何を指すのでしょうか。簡単に言えば、自分の理想とする健康状態を定義し、それに向けて計画的に取り組むことです。ここでは、50代の経営者Dさんを例に挙げながら考えてみます。

1　理想とする健康状態を明確にする

まず、自分が目指す健康状態を具体的に考えます。Dさんの場合は、「70歳になっても週に3回テニスを楽しみたい」「100歳まで自立した生活を送りたい」といった具体的な目標を設定します。

2　現在の健康状態を正確に把握する

次に、現在の自分の健康状態を正確に把握します。定期的な健康診断や遺伝子検査、生活習慣の可視化などがこれにあたります。Dさんは、精密な健康診断によって、動脈硬化が進行していることが分かりました。また、デスクワークが中心で1日に平均3000歩しか歩けていないことが分かりました。

3　ギャップを分析する

理想と現状のギャップを分析し、何が不足しているのか、どこにリスクがあるのかを明確にします。Dさんは、心血管疾患や脳卒中のリスクが高まりつつあり、今の生活を継続していると理想状態を達成できない可能性があることを認識しました。

4　適切なソリューションを選ぶ

ギャップを埋めるために、最適な方法を選びます。食事の改善、適切な運動プログラム、適切な頻度でのパーソナライズされた検査、ワクチンなど、その人の課題に応じた方法を見つけることが大切です。Dさんは、運動不足が課題の原因の1つと分かったため、通勤時の早歩きを習慣化し、休止していたジムを再開することを決めました。

5　実行する・モニタリングする

選んだ方法を実行し、その効果を検査やウェアラブルデバイスなどを通じてデータ化してモニタリングします。検査結果や体調の変化を見ながら、戦略を必要に応じて修正していきます。Dさんは、Apple Watchを活用して歩数を可視化し、カレンダーに固定でジムの予定を入れてしまうことで習慣化を実現しました。

6　継続する・見直す

健康管理は一度の取り組みで終わるものではありません。継続的に自分の健康状態をチェックし、必要に応じて戦略を見直していくことが重要です。Dさんの場合、半年後の検査で脂質バランスが改善していましたが、理想を達成する上ではまだ十分な水準でないことが判明しました。運動の習慣化は継続しつつ、魚・ナッツ・オリーブオイルといった良質な脂質の割合を増やすことも決めました。

このように、健康管理を**戦略的かつ継続的に行う**ことで、事後対応に翻弄されることなく根本的な予防・健康増進が可能になります。これにより、将来の疾病リスクを減らすことはもちろん、仕事のパフォーマンスも向上し、より良い意思決定ができるようになります。健康な体と心は、創造性を高め、ストレスに対する抵抗力をも強化します。

繰り返しになりますが、**健康管理にかける時間やお金は単なる「コスト」ではありません。**「投資」として考えてみてください。そして、ビジネスと同じように戦略的にアプローチすることで、より豊かで成功した人生を手に入れることができるのです。

健康と経営は切っても切れない関係です。**戦略なくして健康なし。健康なくして持続的成功なし。**この考え方をぜひ心に留めておいてください。

1・5　身体を可視化できる今だからこそ、戦略的予防が可能に

現代の医療技術は大きく進歩し、私たちの体を「見える化」することができるようになりました。これは、健康管理の面でまさに革命的な変化です。以前は、症状が出てから病院に行き、その時点での状態を診断して治療するのが一般的でした。しかし今では、**さまざまなデータを継続的に収集して分析**することで、現在の体の状態を正確に把握しながら、あわせて将来のリスクを予測することができるようになったのです。

例えば、**血液検査**。昔は病気の有無を確認するために病気の診断基準となる数項目をチェックするだけでしたが、今では数十項目にわたる詳細な検査によって、白黒判定に留まらず将来のリスクを分析することも可能です。さらに、**遺伝子検査**の技術も進化し、個人の遺伝的な特徴やリスク因子を特定することができるようになりました。これにより、将来的にかかるかもしれない家族性の病気を予測し、事前に対策を取ることができるかもしれません。

また、**スマートウォッチなどのウェアラブルデバイスや食事管理アプリの普及**により、

心拍数や睡眠の質、運動量、さらには食事に含まれる栄養素まで、日常生活のデータを簡単に収集・蓄積し、リアルタイムでモニタリングできるようにもなりました。これらのデータを総合的に分析することで、個々の健康リスクを高い精度で評価し、それぞれに最適な対策を提案することが可能になっています。

例えば、遺伝的に心臓病のリスクが高い人には、より頻繁な心臓検査と適切な運動プログラムが推奨されるかもしれません。また、糖尿病のリスクがある人には、**血糖値の変動を詳しくモニタリングし、食事内容や食べ方を調整する**ことが勧められるでしょう。このように、体のデータを活用することで、自分に合った健康管理ができるようになりました。

これまでのように「このサプリメントが良い」といった蓋然性《がいぜんせい》の低い情報に頼るのではなく、**自分の健康状態を正確に把握し、自分にとって本当に必要なものを科学的に考えること**ができるのです。

さらに、このデータを長期的に追跡できるようになったことも大きなポイントです。例えば、**コレステロール値や血圧の変動を長期間にわたって観察する**ことで、将来の心臓病のリスクを予測し、問題が起きる前に予防策を講じることができます。検査の目的も、「病気を見つける」から「現在の状態を知り、将来のリスクを予測する」へと変わってきているのです。

こうした技術の進歩によって、私たちの健康管理の方法は大きく変わりました。従来のような**「病気になってから治す」ではなく、「病気になる前に予防する」に。また、「一般的な健康法」ではなく「カスタマイズされた健康法」**を立てることが重要になってきています。この新しい考え方を取り入れて戦略的に健康管理を行うことが、長期的な成功、つまり健康で豊かな人生につながるのです。

これは特に重要な変化です。なぜなら、特に経営者の方々にとって、健康は個人の問題であると同時に、**会社の持続可能性にも直結している**からです。自分の体のデータを継続的にモニタリングし、それに基づいた健康管理を行うことは、会社経営と同じく戦略が必要です。短期的な結果に惑わされず、**長期的な視点で「健康」という資産を育てる**ことが、最大のリターンをもたらすのです。

ですから、まずは**自分の体のデータをよく知り、現在の状態と将来のリスクを考える**

ことから始めてみてください。定期的な健康診断や人間ドックはもちろん、可能であれば遺伝子検査やパーソナライズされた精密検査も受けてみましょう。そして、それらのデータを基に、専門家と相談しながら、自分だけの健康戦略を立てていくのです。それが、現代の技術を活用した新しい健康管理の方法であり、**長期的な成功のための鍵**となります。

1・6　経営者の3つの仕事

最近、アメリカの経営者の間で「経営者の仕事は3つある」と言われています。その3つとは

1　Finance（経営）
2　Management（マネージメント）
3　Health Care（ヘルスケア）

です。

まず、**Finance（経営）**はもちろん欠かせない仕事です。資金調達や収支の管理、投資の判断など、会社のお金をしっかり管理することは、経営者の最も基本的な役割の一つです。これがうまくできなければ、会社が存続できないことは言うまでもありません。

次に、**Management（マネジメント）**。優秀な人材を採用して、適切に配置し、チームとしてのモチベーションを高め、組織全体を効果的に動かす。**人材は会社の最も重要な資産**であり、その管理は経営者の大切な仕事です。

そして、三つ目の**Health Care（ヘルスケア）**、つまり健康管理です。一見すると、これは個人的な問題のように思えるかもしれません。しかし、経営者の健康管理が経営資源として非常に重要な役割を果たしているのです。

日本において、経営資源といえば、「ヒト・モノ・カネ」と一般的に言われています。この価値観は高度経済成長期から変わっていません。しかし、世の中が豊かになりモノがあふれた現代においては、**経営資源として「ヘルスケア」が重要**なのです。

なぜ健康管理が経営者の重要な仕事の一つとされるのでしょうか。それは、**経営者の**

健康が会社の成功と持続可能性に直結しているからです。

先にお話ししたように、例えば、経営者が病気で倒れてしまえば、会社の重要な意思決定が滞り、全体の動きも鈍くなります。これは、目まぐるしく世の中が変化するVUCAの時代において致命的であり、最悪の場合、会社の存続が危うくなります。また、健康でなければ、長時間の会議や海外出張など、経営者ならではのハードなスケジュールをこなすことも難しくなります。

さらに、**経営者の心身の健康状態は従業員にも影響**します。元気で活力に満ちて明るい経営者がいると、従業員も前向きに仕事に取り組みやすくなります。逆に、病気がちで不調を訴え、メンタルが安定せず暗い経営者のもとでは、従業員の不安が高まり、生産性が下がるリスクもあります。

最近では、日本でも健康管理の重要性を認識する経営者が増えつつあります。定期的な検査によるリスクの適切な把握はもちろん、日々の運動や食事管理、十分な睡眠の確保など、健康を維持するための取り組みを意識的かつ効率的に行うことは、自分自身のためだけでなく、**会社全体の持続的な成功のために必要な投資**なのです。

「健康経営」という言葉がありますが、これは従業員の健康管埋だけでなく、**経営者自身の健康管理も含んでいます。**経営者が率先して健康管理に取り組むことで、従業員全体の健康意識も高まり、結果的に会社全体のパフォーマンスが向上します。

Finance、Management、Health Careの３つにフォーカスすることが、現代の経営者に求められる重要なスキルです。特に**Health Care**、つまり健康管理は、これまであまり重視されてこなかったかもしれません。ですが、その重要性は今後ますます高まっていくでしょう。

1·7　健康管理ができる人は、将来を見据えて行動できる人

健康管理ができる人は、将来を見据えて行動できる人です。これは、**経営においても同じこと**が言えます。**緊急ではないけれど重要な課題**にしっかり取り組める経営者こそが、中長期で成功を収めるのです。

私がこれまで多くの経営者と接してきて感じたことは、真に成功している経営者は常

に未来を見据えているということです。**10年後、20年後に成長し続けているためには何が重要になるのかを考え、それに向けて今から行動を起こしている**のです。それは経営面だけではありません。健康管理についても同じ。常に先を見据えた行動が重要です。

例えば、ある成功している40代経営者は、どんなに忙しくても毎日1時間の運動は欠かしません。彼は「今は忙しくて、健康に取り組む時間がもったいないように思えるかもしれないけれど、**10年後、20年後も第一線で活躍するためには、今、健康に投資することが必須**なのです」と話していました。

一方で、目の前のことだけにとらわれてしまう人は、健康の重要性に気づかないことが多いです。「今は忙しいから」「まだ若いから」と、健康管理を後回しにしがちです。そして、睡眠不足、不規則な食生活を繰り返し、のちに生活習慣病を患うことに。たいていの方が、取り返しのつかない状態になって初めて、「もっと若い頃から健康に気を遣っていたら……」と言います。けれど、**後悔先に立たず**。しかも、健康は一朝一夕に手に入るものではありません。**日々の積み重ねが大切**なのです。

繰り返しになりますが、**健康管理も経営も本質は同じ**。重要なアプローチであればあるほど、短期的な視点では、その効果がすぐに見えないかもしれません。しかし、長期的に見れば、必ず大きなリターンをもたらしてくれるでしょう。健康を長期に維持することができれば、**時代の変化にも適応しながら、高いパフォーマンスを発揮して仕事を続ける**ことができます。また、健康であることで、**的確な判断もできますし、新しいアイデアや創造性も生まれやすくなります。**

何より、**健康であることによって、仕事を通じて得た成果や資産を大切な体験や家族との時間など、かけがえのないものに変えて豊かな人生を送る**ことができます。

私が経営者の方にいつもお伝えしていることがあります。それは、「**健康管理は最も重要な経営戦略の一つである。**単に病気を避けるためではなく、より良い経営判断を行い、高いパフォーマンスで仕事を続け、あらゆるステークホルダーに安心を与え、持続可能な成功をもたらすための戦略である」ということです。

健康管理ができる人は、人生全体を長期的な視点で考えることができる人なのです。彼らは、**今日の行動が10年後、20年後の自分にどう影響するかを常に考えています。**そして、そうした視点を持つ人こそが、ビジネスでも人生でも真の成功を手に入れることができるのです。

1・8 健康は仕事のパフォーマンスにいい影響を与える

先ほども少しお話ししましたが、**健康は仕事のパフォーマンスに大きく影響**します。「今は健康だから（＝症状がないから）大丈夫」と思ってしまいがちですが、実際には健康状態やメンタルの状態、睡眠の質などが、気づかないうちにパフォーマンスに影響を与えていることも多いのです。

人間の脳が一度に処理できる情報量には限りがあります。健康状態は、**脳の処理能力（ワーキングメモリ）に大きく影響**します。体調が悪いとそれが思考のノイズとなり、判断力や思考力が低下し、重要な意思決定を誤るリスクが高まります。また、**慢性的な疲労や睡眠不足は、創造性を低下**させ、新しいアイデアを生み出す力を弱めてしまいます。

仕事ができる人・一流の人は、領域によらず脳の処理スピードが早い傾向にあります。

健康であれば、さまざまな情報や経験を効果的に吸収することができ、複雑な問題にも柔軟に対応することができます。**集中力を長時間持続**させることも可能です。

さらに、**身体の健康は精神的な面でも大きなメリット**があります。健康ゆえに維持できる自信に満ちた態度や前向きな姿勢は、取引先やチームメンバーとの関係を良好に保ち、新たなビジネスチャンスを広げることにもつながるのです。

例え病気の診断がつくほどではなくても、健康状態がベストではない場合には、仕事のパフォーマンスや成果は大きく低下してしまいます。このように、**経営者が自分の健康に投資することは、会社の生産性や業績を向上させること**につながります。健康が日々の仕事の質・時間効率を高め、持続的な成長を支える基盤となるのです。

また、**健康であることは、新しい知識やスキルを身につける能力にも影響**します。ビジネス環境が急速に変化する今の時代、継続的な学習と適応力は成功の鍵です。健康な状態であれば、新しい情報を素早く吸収し、それを実践に生かす能力が高まります。これがイノベーションを生み出す力や、市場の変化に柔軟に対応する能力につながり、結果として**企業の競争力を強化**します。

さらに、**健康な経営者はワークライフバランスを保ちやすく**なり、それがさらに良いサイクルを生み出します。仕事以外の時間にリフレッシュし、充実した体験を積むことで、新たな発想や視点が生まれ、それがビジネスにも良い影響を与えるのです。休日にひたすらベッドの上で寝ているような生活では、かえって疲れもたまりますし、事業に対するユーモア思考（創造性が高く、ワクワクさせる考え）も生まれません。

このように、健康は単に病気ではないということを超えて、**経営者としての能力を最大限に発揮し、持続的な成功を達成するための重要な要素**です。**健康への投資は、将来の収入や事業の成功に直結する、最も効果的な投資の一つ**と言えるでしょう。

1・9 医師に「病気を治してもらう」から「病気を予防してもらう」へ

これまでの医療システムは、症状が現れてから病院を訪れ対処する『事後対応型』のものでした。しかし、このアプローチでは、病気が進行してから治療を始めることになるケースも多く、手遅れになってしまうことも少なくありません。

一方で、**予防に重点を置いた「予防型」の医療**では、病気の兆候を早く見つけて、その発症を防ぐことを目指します。同じ病気でも、早期に見つければ見つけるほど治療の効果は高まります。

例えば、大腸がんの場合、早期に発見できれば5年生存率は90％を超えますが、進行がんになるとその確率は20％未満に下がります。また、大腸がんのリスクになる生活習慣についてもさまざまな知見が蓄積されてきています。毎年の便潜血検査や定期的な大腸内視鏡検査を受けることで、早期発見が可能です。家族歴や健康データから大腸がんのリスクが高いことを事前に知っていれば、**食物繊維を多く取る、適度に運動をする、赤肉の多量摂取を控える、肥満を防ぐ**といった、大腸がんの発症リスクを減らすための取り組みも積極的にできます。

さらに、予防型の医療システムでは、病気の**「予兆」にも注目**します。例えば、高血圧や高血糖、高コレステロールなどは、それ自体では症状がないかもしれませんが、放置すれば重大な病気に発展する可能性があります。これらの予兆を早めに見つけて対処することで、心臓病や脳卒中、糖尿病といった深刻な病気を防ぐことができるのです。

このような予防医療を実現するためには、**定期的な健康チェックが欠かせません。**しかし、一般的な人間ドックや健康診断をただ漫然と受けているだけでは十分ではありません。これらの検査は、主に一般的に頻度の多い病気の診断に焦点を当てたものであり、個々の特性やリスク要因を十分に考慮していないからです。

そこで重要になるのが、**パーソナライズされた予防医療**です。個人の生活習慣、家族歴、遺伝的要因などを総合的に分析し、その人に特有のリスクを評価します。そして、そのリスクに基づいて、最適な検査や予防策を提案します。

例えば、家族に膵臓がんの患者がいる場合、通常の健康診断では行わない**膵臓の詳しい検査（MRCP等）を追加**することが検討されます。また、喫煙者であれば肺がんや膀胱がん、喉頭がんなどのリスクが高いため、**定期的な胸部CTや下腹部エコー検査、喉頭のチェック**などが検討されます。

また、パーソナライズされた予防医療では、日常の生活習慣の改善も大切です。医師はその時々の状態に応じて、**適切な食事や運動、ストレス管理**についてのアドバイスを行います。これらは単なる一般的なアドバイスではなく、その人の生活スタイルや健康状態に合わせた、**オーダーメイドの改善プラン**です。例えば経営者で日々の会食を避けられないようなケースでは、その中でどのようにベターな習慣を築くかという観点でプランを組み立てていきます。

このように、医師の役割は**「病気を治す人」から「健康を守る伴走者」**に変わりつつあります。医師は皆さんと長い付き合いをしながら、日々の健康管理から病気の予防、そして万が一病気になったときの早期発見・治療まで、全面的にサポートする存在です。

これからは「病気を治してもらう」のではなく、**「病気を予防してもらう」**という意識に変えていきましょう。そのためには、皆さん自身も健康に対する意識を高め、医師と協力して予防に取り組む姿勢が求められます。

この「予防型」「伴走型」の医療モデルこそ、これからの時代に必要な健康戦略です。**長寿社会を健康に生き抜くためには、病気になってから治療するのではなく、病気にならないための計画を立てて実行することが重要**です。

その上で、私たち医師は、皆さんの豊かな人生に欠かせない信頼できるパートナーとなりうるでしょう。

第2章
海外のヘルスケア市場に学ぶ最強の戦略的健康法

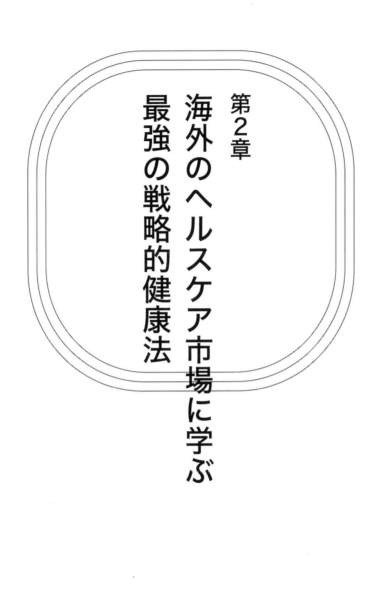

2・1 アメリカに学ぶ最先端の予防医療サービス

予防医療に関して言えば、**アメリカが大きくリードしている**ことは間違いありません。アメリカでは予防医療に特化したスタートアップが次々と登場し、革新的なサービスがどんどん生まれています。

アメリカの予防医療サービスから学べることは多くありますが、特に注目すべきなのはテクノロジーの活用により実現する「データに基づく戦略的予防」のアプローチです。これは、単なる健康診断や症状が出てからの治療とは全く異なる、革新的な健康管理方法です。

これまで、日本の予防医療では、多くの人に共通する病気を対象にして、一律の検査を行う「全体最適」のアプローチ（マスアプローチ）が主流でした。これは限られた公的予算の中で最大多数の最大幸福を実現するための合理的な方法です。しかし、この方法では**個々の健康状態やリスクに十分対応できない**こともあります。

一方、アメリカのスタートアップで話題の「データに基づく戦略的予防」では、一人一人の体の状態や遺伝的要因、生活習慣などを考慮した**パーソナライズされたアプローチ**を取ります。これにより、個人の健康を最大限に守ることができます。

このアプローチの最大のメリットは、**病気の兆候を早期に発見し、時には病気が発症する前に対策を講じることができる**点です。どんなに優れた医師でも、病気が進行してからでは治療の成果には限界があります。しかし、戦略的予防によって早期に病気を見つけ治療したり、ハイリスク疾患に対する予防策を事前に講じたりすることで、より高い生存率を得ることができます。

例えば、ステージ４のがんを世界一の名医に治療してもらうよりも、**ステージ１のがんをかかりつけの病院で早期に発見し治療するほうが生存率ははるかに高い**のです。

40代の経営者Ｅさんは、定期的に人間ドックを受診し、詳細な健康データを収集・蓄積していました。その結果、まだ明確な異常値には至っていないものの、空腹時血糖値のわずかな上昇、ＨｂＡ1ｃ（一定期間の平均血糖値を示す）の上昇傾向、体重増加、運動量の減少などの変化から、「2型糖尿病のリスク」が高まっていることが分かったのです。また、Eさんは2型糖尿病の家族歴もあるため、より注意が必要な状況でした。

この情報に基づいて、Eさんは**食事を改善（糖質制限と野菜の摂取量を増やす）**、また週3回の有酸素運動と筋トレを始めました。その結果、1年後には空腹時血糖値やHbA1cも改善し、5kgの減量にも成功しました。

もしEさんが漫然と健康診断を受けているだけであったなら、基準値を超えて初めて異常に気づき、病院で治療を行うことになっていたでしょう。健康診断すら受けていなかった場合には、もっと深刻な状態になっていたかもしれません。多くの2型糖尿病患者は何らかの症状が現れたり、基準値を超えてから診断されたりしますが、その段階では、**すでにさまざまな合併症のリスクが高くなっている**のです。

アメリカでは、このような「データに基づく予防医療サービス」が急速に普及しています。遺伝子検査と生活習慣データを組み合わせて将来の健康リスクを予測するサービスや、ウェアラブルデバイスから得られるリアルタイムデータを分析し、日々の健康アドバイスを提供するアプリなどが人気です。

さらに、**AIを活用した画像診断システムも進化しています。**例えば、皮膚がんの早期発見を支援するＡＩシステムは、患者の画像データから熟練の皮膚科医と同等の精度で病変を見つけることもできつつあります。

こうしたテクノロジーの進歩により、**個々人の健康データをより詳細に、頻繁に収集・分析することが可能になり、そのデータに基づいて最適な予防策を提案することができるようになりました。**

しかし、ここで大切なのは、**データを収集して分析するだけでは不十分**だということです。その結果を正しく解釈し、個人に最適な予防策を提案し、それを習慣化するためのサポートが必要です。つまり、**テクノロジーと医師の専門知識を組み合わせることで、初めて本当の意味での戦略的予防が可能**になるのです。

アメリカの予防医療サービスの成功要因は、テクノロジーと医師の融合にあります。ＡＩやＩoＴといったデジタル技術をうまく活用しつつ、**専門家によるリアルな接点も組み合わせている**ことが特徴です。日本もこれらの成功事例を参考にしながら、個々人に最適化された予防医療サービスを開発・普及させることで、国民の健康寿命を延ばし、医療費の削減にもつなげていけると理想です。

データに基づく戦略的予防は、まさに21世紀の医療の姿を表しています。これからは、自分の健康データを積極的に収集・活用し、専門家のアドバイスを受けながら、自分の健康を戦略的に管理していくことが大切です。

2・2 アメリカの医療は「アウトカム主義」のアプローチ

アメリカの医療システムの大きな特徴の一つに「アウトカム主義」があります。これは、**治療の結果が良くなることに対して、医師に報酬が支払われる**という考え方です。つまり、**患者の健康状態が改善されることが最も評価される仕組み**なのです。この考え方が、医療のあり方を大きく変え、特に予防医療の重要性を高めています。

アウトカム主義の下では、医師は患者の**長期的な健康改善に焦点を当てます。**例えば、風邪で病院を訪れたとき、「今回はウイルス感染が疑われるので、薬は不要です。自然に治るので安心してください」と言われることがあります。これだけ聞くと何もしていないように感じるかもしれませんが、実はこれこそが**適切な医療行為**なのです。なぜなら、不必要な抗生物質の使用を避け、患者の自然治癒力を信頼することで、**長期的には患者の健康にも良い結果をもたらす**からです。

一方、日本の医療システムは「出来高制度」が主流です。これは、**医師が行った行動（例えば、薬を処方する、手術を行うなど）の量に対して報酬が支払われる**仕組みです。このシステムのもとでは、必要以上の薬の処方や検査が行われるリスクがあります。例えば、軽い腰痛であっても、すぐにレントゲン検査を行い、痛み止めを長期間処方されることがあるかもしれません。

出来高制度の下では、医師は患者に何かしらの処置を行うことで報酬を得るため、**必ずしも患者の長期的な健康を最優先にした判断がなされない**こともあります。例えば、患者さんの話をじっくり聞いて予防的なアドバイスを行う場合と、薬を出すだけの短い診療では、**医師が得る報酬に大きな違いがない**ため、短時間で多くの患者を診る方が効率的だと構造的に考えられてしまいがちです。検査や薬を多く提供する方が、医療機関の収益につながることもあります。

このようなシステムの違いは、**医療の質や患者の健康への取り組み方に大きな影響を**

与えます。日本の医療システムでは、病院経営を維持するために必要のない検査や薬の処方が行われてしまうことがあります。しかし、アウトカム主義を採用しているアメリカのようなシステムでは、**患者の健康を最優先に考えた医療が提供される方向に医師のインセンティブが働く**のです。

アウトカム主義のアプローチは、不要な治療を減らし、本当に必要な予防や治療に集中することを可能にします。これは患者にとっても、医療システム全体にとっても非常に有益な考え方だと考えられます。**医師が患者の健康を最優先に考え、その結果を重視するアプローチ**が広まることで、医療の質は大きく向上する可能性があります。

2·3 過去のデータから、未来の病気の可能性を予測

現代の医療技術の進歩により、**過去の健康データから未来にどんな病気になりうるかを予測**することができるようになってきました。これは、ビッグデータの蓄積とＡＩ技術の進化によるものです。従来の健康診断や人間ドックでは、その時点で病気がある

かどうかを調べることが主な目的でした。しかし、今の時代、それだけでは十分ではありません。

過去の検査結果を活用して、そのデータの変化やトレンドを分析することで、将来の病気のリスクを予測し、早めに対策を講じることが重要になっています。これは、ビジネスにおける財務分析と似ていますね。単に今月の売り上げが良いからといって安心するのではなく、過去のデータを分析して将来の見通しを立てるのと同じです。

50代の経営者Fさんの10年分の健康診断データを分析したところ、**心血管疾患のリスクが年々上昇している**ことが分かりました。具体的には、LDLコレステロール値や血圧が少しずつ上昇傾向にあったり、体重の増加などが見られました。これらは虚血性心疾患発症のリスクと関連しています。一見、各数値は「正常範囲内」でしたが、そのトレンドを分析することで、潜在的なリスクが浮き彫りになりました。

この情報を基に、Fさんは人間ドックの際に冠動脈CT検査をオプション追加し、**すでに部分的に血管の石灰化が始まっていることを知り、危機意識を持ちました**。そして、食生活の改善と定期的な運動を始めました。具体的には、飽和脂肪酸の摂取を控え、野菜や魚を多く取り入れた食事に変更し、調味料を減らすことで減塩を意識するようになりました。また、週に3回、30分以上の有酸素運動を習慣化しました。その結果、6カ月後にはコレステロール値や血圧が改善傾向にシフトし、健康状態が向上し、将来の重病リスクを低下させることに成功しました。

過去のデータを活用することで、将来の健康リスクを予測し、検査の適正化や効率的な生活習慣改善など、早めに対策を取ることができるのです。これはまさに「データに基づく戦略的予防」の本質です。

しかし重要なのは、**データをただ集めるだけではなく、それを正しく理解し、行動に移すこと**です。多くの人が健康診断の結果を受け取っても、それを十分に活用できていないのが現状です。そこで、**パーソナルドクターの役割**が重要になってきます。専門家の目で今の問題点だけでなく、潜在的なリスクも分析し、個々人に最適な予防策を提案することで、より効果的な健康管理が可能になります。

さらに、最新の技術では健康診断のデータだけでなく、**日々の生活習慣データも活用**できるようになっています。スマートウォッチなどのウェアラブルデバイスを使えば、日々の活動量、睡眠の質、心拍数の変動などを継続的に記録できます。また、スマート体重計やスマート血圧計などのＩｏＴデバイスを利用することで、簡単に身体データを記録することもできます。これらのデータを健康診断の結果と組み合わせることで、**より正確な健康リスクの予測が可能**になります。

例えば、30代の女性起業家のＧさんは、毎年の健康診断では「異常なし」と言われていましたが、**スマートウォッチのデータを分析したところ、慢性的な睡眠不足と運動不足**が明らかになりました。これらは将来の健康リスクを高める要因となる可能性があります。この情報をもとに、彼女は起床時刻を一定にした上で毎晩の就寝時間を30分早めることと、毎日15分の早歩きを習慣化しました。その結果、３カ月後には睡眠時間だけでなく睡眠の質も向上し、血圧や血液検査の結果も改善しました。また睡眠の質の改善によって、イライラすることが減り、日中の集中力が高まったことを自覚できました。

このように、**データから未来のリスクを予測し、早期に対策を講じることは、単に病気を防ぐだけでなく、より良い人生を送るための基盤**となります。健康でいることは、仕事のパフォーマンスを高め、人生の質を向上させる重要な要素です。特に経営者や起業家にとっては、自分の健康が会社の成功に直結する重要な資産と言えるでしょう。

このように、健康データを「情報資産」として捉え、積極的に活用していくことが大切です。**データを蓄積し、それを分析し、行動に移す。この一連のプロセスを習慣にすることで、より戦略的な健康管理が可能**になります。そして、その先には、より充実した人生が待っているのです。

2・4 健康寿命と平均寿命とのギャップを埋めるには？

日本は世界でもトップクラスの長寿国として知られています。しかし、単に長く生きることが幸せとは限りません。ここで重要になるのが「健康寿命」と「平均寿命」という2つの概念です。

健康寿命とは、健康上の問題で日常生活が制限されることなく、自立して活動的に過ごせる期間のことを指します。一方、**平均寿命**は健康かどうかに関係なく、平均的な生存期間を意味します。理想的には、この2つの寿命ができるだけ近いことが望ましいと言われますが、現実には大きな乖離《かいり》があります。

厚生労働省の最新データによると、日本人の平均寿命は**男性が81・41歳、女性が87・45歳**です。しかし、健康寿命は**男性が72・68歳、女性が75・38歳**とされています。つまり、**男性では約9年、女性では約12年もの「不健康な期間」**が存在することになります。この期間、多くの人が何らかの支援や介護を必要としながら過ごすことになるのです。

このギャップは、個人の生活の質を大きく低下させるだけでなく、社会全体にも大きな負担になります。例えば、**医療費や介護費用の増加、労働力の減少**など、さまざまな社会問題につながる可能性があります。

では、このギャップを埋めるためには何が必要でしょうか。その答えは、**私たち医療従事者のゴール設定を根本的に見直すこと**にあります。

これまでの医療では、単に「病気を治す」ことや「患者を死なせない」ことがゴールとされがちでした。しかし、これからは「患者さんが最期まで豊かな人生を送れるようにサポートすること」が求められています。

例えば私たちのサービスでは、クライアントご自身の身体的な健康だけでなく、家族を含めた周囲の人の健康課題にもともに向き合い、**パーソナルドクターとして広い意味での心理的安全性を確保する仕組み**を提供しています。また医学的なアプローチに留まらず、**居住環境やライフスタイルも踏まえながらゴールに近づくためのアプローチ**を考えます。

この考え方は、従来の医療の枠を超えたものです。金融界のプライベートバンカーが資産管理だけでなく、クライアントの子どもの教育相談等にまで対応するように、**パーソナルドクターも体の健康だけでなく、人生全体の幸福を視野に入れている**のです。

つまり、私たちのゴールは、患者さんが人生で成功し、満足感を持って生きられるようサポートすることです。経営が順調で、社会的にも充実し、心身ともに健康であること。これらすべてを含めた**総合的な幸福感を追求することで、結果的に体と心の健康も向上**します。

このアプローチによって、単に平均寿命を延ばすだけでなく、**健康で充実した期間を最大化すること**ができます。それこそが、健康寿命と平均寿命のギャップを埋める鍵です。

私たち医療従事者は、この新しいゴール設定のもと、患者さんの人生全体をサポートする存在へと進化する必要があります。それが、真の意味で健康寿命を延ばし、豊かな人生を実現するための道筋です。

そして**健康寿命と平均寿命のギャップを埋めることは、個人の幸福だけでなく、社会全体の持続可能性を高めるためにも重要**です。この新しい医療のあり方を通じて、一人一人の人生をより豊かにし、同時に社会全体の健康と幸福を増進させることができると私は考えています。

2・5　目指すのは「ヘルス」ではなく「ウェルネス」

これまでの医療の歴史を振り返ると、主に**「病気を治す」ことに重点が置かれてきました。つまり、「ヘルス」、すなわち「病気がない状態」を目指してきたわけです。しかし、寿命が延び、価値観も多様化した現代社会においては、単に病気がないというだけでは十分とは言えません。これから求められるのは先にもお話しした「ウェルネス」**です。

世界保健機関（WHO）の健康の定義にもあるように、「健康とは、病気でないとか、弱っていないということではなく、肉体的にも精神的にも、そして社会的にも、すべてが満たされた状態にあること」を意味します。これは、まさにウェルネスの考え方を表しているのです。

ウェルネスの概念は、**身体的健康、精神的健康、社会的健康、知的健康、職業的健康**など、多面的な要素を含んでいます。例えば、適度な運動やバランスの良い食事、十分な睡眠といった身体的健康はもちろんのこと、**ストレス管理やポジティブな思考**といった精神的健康、**良好な人間関係や社会とのつながり**といった社会的健康も重要です。また、継続的な学習や創造的活動による知的健康、仕事のやりがいやワークライフバランスといった職業的健康も、ウェルネスを構成する重要な要素となります。

つまり、たとえ体が健康でも、仕事でストレスを感じていたり、人間関係に問題を抱えていたりすれば、それはウェルネスの状態とは言えないのです。**目指すべきは、これらすべての面でバランスの取れた状態を達成すること**です。

従来の医療モデルでは、病気の症状が出てから治療を行う**「反応型」**のアプローチが主流でした。しかし、ウェルネスを目指す新しい医療モデルでは、**予防や健康増進に重点を置いた「プロアクティブ型」**のアプローチが求められます。つまり、病気になってから治すのではなく、**病気にならないための取り組み**を重視し、身体的な健康だけでなく、精神的、社会的な面も含めた総合的な健康を目指すのです。

また、すべてを医療専門家に任せるのではなく、自分自身が自分の健康に責任を持ち、**健康リテラシーを高め、積極的に管理していくこと**も重要です。薬だけに頼るのではなく、**食事、運動、睡眠などの日々の生活習慣を見直し、改善すること**が求められます。さらに、ウェアラブルデバイスやＡＩなどの最新技術を活用して、日常的な健康管理をサポートすることも、新しい医療モデルの特徴です。

ウェルネスを実現するためには、医療だけでなく、**ライフスタイル全体を見直すこと**が必要です。従来の健康診断や人間ドックに加え、メンタルヘルスチェックや生活習慣の評価なども含めた**総合的な健康チェック**が求められます。また、遺伝子情報や生活習慣などを基にした**個人に最適化された健康管理プラン**を作成し、実行することも重要です。

さらに、**ワークライフバランスを見直し、新しいスキルを習得したり、趣味を楽しんだりすること**も、ウェルネスの実現には欠かせません。コミュニティ活動への参加を通じて社会とのつながりを維持することも有用です。環境面での健康にも注意を払い、**自然環境の保護や持続可能な生活様式**を取り入れることも考慮する時代になっています。

これからの時代に求められるのは、単なる「ヘルス」ではなく、**総合的な「ウェルネス」です。私たち一人一人が、ウェルネスの重要性を理解し、日々の生活の中で実践していくことが、真に健康で豊かな人生につながるのです。ウェルネスは、100年時代をよりよく生き抜くための最も重要な戦略の一つ**と言えるでしょう。

2・6 望むのは、「永遠に死なない体」ではなく「いい人生だった」と思える最期

私たちの寿命は飛躍的に延びました。20世紀初頭には平均寿命が50歳程度だったのに対し、現在では80歳を超えています。さらに、再生医療やゲノム技術の進展によって、「不

老不死」の夢が現実味を帯びてきたという声もあります。

しかし、私たちが本当に目指すべきは**「永遠に死なない体」でしょうか？　私は、そうではないと考えています。日本の四季が美しいように、命にも終わりがあるからこそ、その瞬間瞬間が尊く、人生もまた美しいのです。大切なのは、最期のときに「いい人生だった」と心から思えるような生き方をすることではないでしょうか。これは、単に長生きすることではなく、生きている間の質、つまりＱＯＬ（生活の質）**を高め、後悔のない人生をデザインすることを意味します。

人生１００年時代と呼ばれる今、ただ寿命を延ばすことだけを考えるのではなく、**いかに充実した人生を送るかが重要**です。それは、健康で活動的な期間をできるだけ長く保ちながら、人生の終わりに向けて徐々に準備を進めていくことを意味します。

そのためには、まず**計画的な健康管理が不可欠**です。自分のリスクを事前に把握し、病気を予防するための早期発見や早期治療を行うことで、健康寿命を延ばすことができます。定期的な健康診断を受けるだけでなく、その結果をもとに最適な生活習慣を築き、**自分の健康に積極的に向き合うこと**が求められます。

しかし、**健康であること自体は人生の「目的」ではありません。**健康は、豊かで充実した人生を送るための「手段」にすぎないのです。真に大切なのは、その健康な体で何を成し遂げるかです。**やりたいことをやり遂げたり、自分の夢を追いかけたり、周りの人々を助けたりすること**です。そうした活動を通じて、自分の人生に意味や満足感を得ることができます。

また、**良好な人間関係を築き、維持すること**も非常に重要です。例えば、定期的に家族や友人と食事をしたり、趣味のサークルや地域のボランティア活動に参加したりすることで、人とのつながりを深めることができます。こうした関係は、私たちに大きな喜びと支えを与えてくれます。現代社会では孤独が大きな問題となっていますが、他者との交流を通じて心の安らぎを得ることが、より豊かな人生につながります。

さらに、**知的好奇心を持ち続け、学び続ける姿勢**も大切です。例えば、新しい料理に挑戦したり、絵を描く教室に通ったり、異文化交流のイベントに参加することが考えられます。年齢を重ねても新しいことに挑戦し、世界への興味を持ち続けることで、人生をより豊かにすることができます。新しい趣味を始めたり、旅行で新しい文化に触れたりすることで、常に新たな刺激を受けながら、人生の最後まで成長し続けることができます。

精神的な充足も忘れてはなりません。例えば、ガーデニングや音楽、アートなど、自分が本当に楽しいと感じる趣味に時間を使うことは、日常生活に彩りを加えます。これらの活動を通じて自分を表現したり、新たなスキルを習得したりすることで、自己実現の喜びを感じることができ、それが人生の質を高めることにつながります。

これらの要素をバランスよく追求することで、最期を迎える際に**「いい人生だった」と振り返ることができる最高の人生**を送ることができるでしょう。そのような人生を送ることができるのであれば、死を恐れる必要はありません。むしろ、死を人生の自然な一部として受け入れ、それまでの人生を肯定的に振り返ることができるはずです。

「永遠に死なない体」を追求するのではなく、一日一日を大切に生き、**自分の人生に満足できること。**それこそが、私たちが本当に目指すべき姿です。１００年という長い人生をどう生きるか、その答えは一人一人異なるでしょう。しかし、最後に「いい人生だった」と思えるような後悔のない人生を送ること。それが私たちの共通の目標であり、それを支援することが、これからの医療に求められる重要な役割なのです。

2・7 PPK（ピンピンコロリ）を目指すなら

「ピンピンコロリ」という言葉をご存じでしょうか。これは、健康で長生きして、最期は苦しまずに安らかに亡くなることを指す日本独特の表現で、多くの人が理想とする最期の姿です。略して**「PPK」とも呼ばれるこの概念は、単なる理想ではなく、適切な健康管理と生活習慣の改善によって十分に実現可能な目標**です。しかし、それを達成するためには、計画的で継続的な取り組みが必要です。

PPKを目指すためのアプローチは、大きく2つに分けられます。1つは、大きな病気を早期に発見して治療すること**（二次予防）**。もう1つは、そもそも病気になるリスクを減らすこと**（一次予防）**です。この2つのアプローチをうまく組み合わせることで、健康寿命を最大限に延ばし、PPKの実現に近づくことができます。

まず、大きな病気の**早期発見と早期治療**について考えてみましょう。ここで重要なのが、**定期的な健康診断と最新の検査技術の活用**です。多くの重大な病気は、早期に発見できれば治療が可能です。例えば、同じ臓器にできた同じタイプのがんであっても、早期発見・早期治療によって生存率が大幅に向上することが知られています。

しかし、注意すべき点は、**一般的な健康診断や人間ドックだけでは不十分な場合があること**です。年齢や家族歴、生活習慣によって、かかりやすい病気は異なります。そのため、**自分に合った検査項目を適切に選ぶ**ことが重要です。例えば、家族に特定のがん患者が多い場合は、そのがんの検診を通常よりも頻繁に受けるべきです。また、血液検査から血管疾患のリスクが高いと分かっている人は、脳ＭＲＩや頸動脈超音波検査など**画像でのリスク評価を定期的に受ける**ことも重要です。

一方、そもそも**病気になるリスク自体を減らすこと**も、ＰＰＫの実現には不可欠です。ここで鍵となるのが、**データに基づく日々の生活習慣の改善**です。

まず、個々に最適化された**食習慣の確立**が大切です。例えば、ＬＤＬコレステロールが高くＨＤＬコレステロールが低い場合、魚やナッツ、オリーブオイルなどの良質な脂質を取るように心がけること、有酸素運動を取り入れることなどが効果的です。しかし、なんとなく体重を落とせば解決するだろうと、友人に勧められるがままに極端な糖質制限ダイエットを行った結果、**肉類の摂取が増えてLDLコレステロールがむしろ悪化**してしまうといったケースも想定されます。**適切な食習慣を知るためには、自分の健康データをしっかりと理解し、エビデンスに基づいた適切な判断**をすることが不可欠です。

次に、**適切な運動習慣**も欠かせません。WHOの基準では、成人は週に150分以上の中強度の有酸素運動、または75分以上の高強度の有酸素運動を行うことが推奨されています。さらに、筋力トレーニングも週に2回以上行うことが推奨されています。運動は、心臓病や糖尿病などの生活習慣病のリスクを減らすだけでなく、認知機能の維持や一部のがんのリスク低減にも効果があります。また、**健康状態に応じた運動の調整**も必要です。例えば、糖尿病がある場合は、高強度の運動を始める前に眼底検査を行うなど、個々の状況に応じた対応が求められます。

十分な睡眠時間の確保と安定した睡眠リズムの確立も、健康維持における重要な要素です。睡眠不足は、肥満、糖尿病、心臓病などのリスクを高めるだけでなく、精神的な健康にも悪影響を及ぼします。一般的に、成人には1日7〜8時間の睡眠が必要です。もし不眠の症状がある場合、その原因を探り、適切な対策を取ることが重要です。例えば、中途覚醒や日中の眠気がある場合、**睡眠時無呼吸症候群の可能性**もあり、放置すると高血圧や脳卒中のリスクが高まることがあります。

ストレス管理も非常に重要な要素です。慢性的な精神的ストレスは、肥満やその他の疾病の原因となり、疲労感やパフォーマンスの低下にもつながります。**自分にかかっているストレスを理解し、適切に対処する習慣**を見つけることが重要です。例えば、瞑想（マインドフルネス）は、ストレス軽減やうつ病の再発リスクの低下に効果があるとされています。

最後に、**社会的なつながり**も重要です。孤独や社会的孤立は健康に悪影響を与えることが分かっています。家族や友人との交流を大切にし、ビジネス人や共通の趣味のコミュニティ活動に参加するなど、積極的に人とのつながりを持つことが健康維持には不可欠です。また、どのような人間と時間をともに過ごすかも大切です。例えば、肥満の人と一緒に過ごす時間が長いことが自らの肥満リスクを高めることを示唆する研究も存在しています。

これらの生活習慣の改善を総合的に実践することで、病気になるリスクを減らすことができます。しかし重要なのは、これらの取り組みを**一時的なものではなく、生涯を通じて続けること**です。健康的な生活習慣を日常に根付かせ、それを自然な習慣として続けていくことが、PPKの実現には不可欠なのです。

PPKの実現は簡単なことではありませんが、不可能でもありません。**早期発見・早期治療とパーソナライズされた生活習慣による発症予防の両方を組み合わせることで、健康寿命を最大限に延ばし、最期まで充実した人生を送ることができる**のです。

2・8 「パーソナルドクター」をつけよう

現代社会において、私たちはさまざまな専門家のサポートを受けながら生活しています。例えば、法律が絡む事象については顧問弁護士に相談し、資産運用についてはファイナンシャルアドバイザーに助言を求めます。効率的な筋肥大やスポーツでのパフォーマンス向上のためにパーソナルトレーナーのサポートを受けることもありますよね。それでは、人生で最も大切な**「健康」**についてはどうでしょうか？

そこで私が皆さんにおすすめしたいのが、**「パーソナルドクター」**という存在です。パーソナルドクターとは、人生のゴールを達成するために、**個人の健康を継続的に管理し、予防から治療までを一貫して伴走してサポートする医師**のことです。

従来のかかりつけ医やホームドクターとどう違うのかと思われるかもしれません。これらの医師は、主に**症状が出たり、検査で異常が見つかったりしたときに相談する相手**でした。つまり、何か問題が顕在化したときに対応する**「反応型」**のアプローチです。しかし、**パーソナルドクターは、「予防型」「能動型」のアプローチ**を取ります。症状が出る前からあなたの健康状態を把握し、病気のリスクを減らすための戦略を立てていきます。

では、パーソナルドクターの具体的な役割について詳しく見ていきましょう。

まず、パーソナルドクターは**定期的な健康チェックとデータ分析**を行います。ただ一般的な健康診断を受けるのではなく、年齢や家族歴、生活習慣、過去の健康データなどを考慮して、必要な検査を選定します。これにより、一般検査で見逃されがちな希少疾患等の見逃しを防げる確率を高めます。そして、そのデータ変化を継続的に蓄積し分析することで、健康状態のわずかな変化も見逃さず、**リスク低減や次の適切な検査選定に活用**していきます。

また、パーソナルドクターは**365日直接コミュニケーションをとることができる**という特徴があります。通常の遠隔医療相談サービスでは、相談に乗ってくれる医師が毎回変わってしまうことも多いでしょう。しかし、その人の過去の健康状態やライフスタイルを事前に理解していることは、**適切な問題の見極めに非常に意義**があります。また、パーソナルな関係であるからこそ、ささいな疑問や異変を感じた段階ですぐに相談できる**深い関係値を築ける**ことも特徴です。また、必要に応じて適切な専門医療機関・専門医を選定した上で、**最適な医療を受けるためのコーディネート**も行います。

さらに、パーソナルドクターは**個々の健康データに基づいて、パーソナライズされた生活習慣の改善アドバイス**を行います。最新の研究をもとに、個々のリスクに応じた健康習慣を提案し、実行と継続を支援します。具体的には、複数の選択肢を示し、それぞれのメリットやデメリットを説明しながら、最適な方法を見つけ出すサポートをします。**理想論を押しつけるのではなく、継続・習慣化が可能な選択肢をともに模索**していく姿勢が特徴的です。

パーソナルドクターを持つことの最大の利点は、**単に病気の予防や早期発見にとどまりません。**自分の健康状態やライフスタイルをよく知っている信頼できる医師が常にそばにいることは、**心理的な安心感**にもつながります。特に経営者の場合、メンタル不調や重病など健康の深刻な悩みを周囲に相談できないことも多いですが、パーソナルドクターがいれば、気兼ねなく相談することができるため、大きな支えとなります。

このように、パーソナルドクターを持つことはまさに、**アクティブで豊かな人生を送るための戦略的健康法の中核**です。自分の健康は自分で守るという意識を持ちながらも、専門家のサポートを継続的に受けることで、**最適な健康管理**を行うことができます。これこそが、**長寿時代を健康に生き抜くための鍵**です。

ただし、パーソナルドクターを選ぶ際には**注意も必要**です。単に経験や知識が豊富なだけでなく、**人間性や相性も重要**です。価値観や人生観が合う医師を選ぶことで、より効果的で続けやすい健康管理が可能になります。初めてのカウンセリングや面談で、医師がどれだけ親身になってくれるか、話をよく聞いてくれるかを観察し、フィーリングも大切にしましょう。質問に対して真摯に向き合い、丁寧に説明してくれる医師であれば、**信頼関係を築きやすい**でしょう。

私たちの会社でも、クライアントの人生を豊かにするために**「ライフクルー」**として伴走できる医師を、パーソナルドクターとして選出しています。**健康は私たちの人生の質を左右する最も大切な要素の一つ**です。信頼できるパートナーを持つことで、日々の生活に安心感を持ちながら、自分らしい人生を楽しむことができます。まずは、自分に合ったパーソナルドクターを見つけることから始めてみてください。その一歩が、**人生のクオリティや結末を素晴らしい方向に変える大きな一歩になるかもしれません。**

第3章
過信しすぎてはいけない人間ドックの大きな誤解

3・1 人間ドックの注意点を知る

年に一度は人間ドックを受けているという人も多いのではないでしょうか。人間ドックは確かに健康状態をチェックする上で重要なツールの一つです。しかし、人間ドックの結果を過信することで、かえって健康管理を誤り、思わぬ健康リスクに直面する可能性があることも理解しておくことが大切です。

この章では、人間ドックの持つ限界と、それをより賢く活用するためのポイントについて詳しく解説します。

まず、人間ドックの結果が示す意味について正しく理解することが大切です。人間ドックの結果は、「検査を受けた時点で」「検査した項目の中で」「基準値を超える異常がないか」を示すものであり、これはあくまで**一部の健康状態のスナップショット**に過ぎません。つまり、人間ドックの結果が良好であったからといって、絶対的な健康を保証するものではないのです。

45歳の男性Hさんのケースを見てみましょう。彼は毎年欠かさず人間ドックを受け、常に良好な結果（A判定）をもらっていました。ところが、最後の人間ドックからわずか4カ月後、体調不良で緊急入院し、急速に**進行したステージ4の膵臓がん**が見つかったのです。Hさんの受けていた一般的な人間ドックには、膵臓の病気を早期発見するための検査が十分に含まれていませんでした。このため、病気の発症・進行に気づかなかったというわけです。この例から分かるように、人間ドックの判定を過信しすぎることは危険を伴うのです。

さらに、多くの人間ドックが一般的に**頻度の多い疾患に焦点を当てている**ことも理解する必要があります。もちろん、これらの検査を定期的に受けること自体は重要です。しかし、**個々の遺伝的な背景や生活環境**によって、標準的な検査だけでは十分でない場合もあります。例えば、家族に特定の病気を持つ人が多い場合、その病気に関連する特別な検査を選択的に受けるべきでしょう。また、職場や住環境が特定の病気のリスクを高める場合も、追加の検査が必要になることがあります。

さらに、人間ドックの結果の見方にも注意が必要です。多くの場合、結果は「正常」か「異常」かの二択で表示されますが、健康状態はそれほど単純ではありません。**「正常」**

の範囲内であっても、数値のトレンドが変化している場合は、将来的なリスクが高まっている可能性があります。例えば、血糖値が仮に正常範囲内でA判定と記載されていたとしても、その数値が年々上昇し上限値に近づいているのであれば、将来的に糖尿病を発症するリスクが高まっていると考えられるのです。

このような病気の予兆を見逃さないためには、単に結果を「正常」や「異常」で判断するのではなく、**過去の結果と比較したトレンドを把握する**ことが重要です。

また、人間ドックで行われる**検査の精度**についても理解しておく必要があります。どんな検査でも完璧ではなく、誤って「異常」と判定されたり（偽陽性）、見逃されたりする（偽陰性）リスクがあります。新しい検査方法が次々と登場している中で、それぞれの検査の正確さや適用範囲を理解しておくことが重要です。

さらに、**通常の人間ドックでは見逃されがちな健康課題**もあります。例えば、発作性心房細動（不整脈の一種）は、検査時に発作が出ていないと正常と判断されることがあります。また、睡眠時無呼吸症候群なども、標準的な人間ドックではほとんど評価されませんが、日々のパフォーマンスの低下はもちろん、中長期では脳卒中や高血圧などさまざまな疾患の大きなリスクとなりえます。

これらのポイントを踏まえて、人間ドックを**賢く活用する**ことが大切です。健康状態や生活習慣に応じて検査をカスタマイズし、その結果をもとに効果的な健康習慣を築くことが重要なのです。人間ドックは重要な健康管理ツールですが、その限界を理解し、より**戦略的に活用**することで、より豊かな人生を送るための一助となります。

次のセクションでは、さらに人間ドックや健康診断の限界について掘り下げ、どのように検査を選び、結果を活用していくべきかを考えていきます。

3・2　一般健康診断だけでは不十分になりうる理由

多くの人が年に一度、職場や地域の健康保険組合が提供する「一般健康診断」を受けていることでしょう。多くの日本人にとって健康管理の基本となっています。しかし、年に一度の一般健康診断だけで健康をしっかり管理できていると思うのは、大きな間違いです。なぜなら、**一般健康診断には注意が必要な限界がある**からです。

第一に、**一般健康診断の検査項目**は、主に日本人に多い病気を対象としています。具体的には、高血圧、糖尿病、脂質異常症といった生活習慣病や、胃がんや大腸がんなど、比較的よく見られる病気が中心です。これ自体は、国や自治体、企業が限られた予算の中で、多くの人の健康を守るためには合理的なアプローチです。しかし、個々の人がどのようなリスクを抱えているかという点では十分とは言えません。**個々の健康状態や遺伝的な背景、生活環境は大きく異なり、それによって必要な検査も変わってくる**のです。

例えば、これまでもお話ししてきたように、両親や兄弟に膵臓がんの家族歴がある場合、一般の人よりも膵臓がんのリスクが高くなります。さらに、糖尿病や肥満といった問題を抱えていると、そのリスクはさらに高まります。ですが、**一般健康診断には通常、膵臓がんの精密検査は含まれていません。**もしリスクが高いことが分かっていれば、腹部MRIやMRCP（磁気共鳴胆管膵管撮影）などの精密検査を受けることが望ましいのですが、そのような選択肢が知られていないことが多いのが現状です。

また、**職業によっても健康リスクは変わります。**例えば、建設業や製造業などで粉じんや化学物質にさらされる機会の多い方々は、肺の病気のリスクが高くなります。この場合、一般健康診断に加えて、より詳しい呼吸機能の検査や胸部ＣＴ検査が必要になるかもしれません。

また、一般健康診断の結果は、「今」の健康状態の一部を示すに過ぎません。私たちの体は日々変化していますから、**一度の検査結果だけでは将来のリスクを十分に把握することはできません。**

例えば、血糖値の検査を考えてみましょう。一般健康診断では空腹時血糖値が測定されますが、これは「今」の血糖値を示しているだけです。この結果が正常範囲内であっても、糖尿病のリスクがないとは言い切れません。**血糖値の変動やＨｂＡ１ｃ％やグリコアルブミンなどの指標も合わせて見る**ことで、より正確にリスクを把握できます。

また、一般健康診断では、個人の生活習慣や環境因子が十分に考慮されていないことも多いです。例えば、ストレスや不眠・睡眠リズムの障害はさまざまな健康問題の原因となりますが、**年一回の健康診断でこれらを評価することは難しい**です。また、デスクワーク主体のワークスタイルは、紫外線照射不足によるビタミンＤ欠乏や長時間の座位による心血管疾患リスク増加などを引き起こしますが、これらも一般健診で指摘されることはありません。

さらに、一般健康診断の結果は「異常なし」か「要精密検査・要受診」かといった**大まかな判定になりがち**です。しかし、「異常なし」とされた中にも、将来的なリスクが潜んでいることがあるのです。例えば、LDLコレステロール値の基準は140mg／dL未満となっており、139mg／dLの値は「異常なし」と判定されます。ですが、**限りなく「アウト」に近づいたセーフ**ですよね。これは決して安心できる（対策を講じなくてよい）値ではありません。このような**「グレーゾーン」の結果をどう解釈し、対策を取るかが重要**です。

これらの限界を克服するためには、**より包括的で個別化されたアプローチ**が必要です。まず、過去の健康データや家族歴、生活習慣を考慮した上で、個人に合わせた検査を受けることが重要なのです。また、定期的な検査を受けるだけでなく、そのデータを日々の健康管理に活用することも欠かせません。データを深く読み解くことで、自分の健康課題や将来のリスクを把握し、発症を防ぐための適切な生活習慣に結びつけることができます。**検査は病気を見つけるためだけではなく、未来の健康を守るために活用してこ**

そ意義があるのです。

一般健康診断は確かに国全体の健康を守るための重要なツールですが、それだけでは個人の健康を十分に守ることはできません。個々の健康管理をしっかりと行うためには、**「自分の健康は自分で守る」という意識**を持ち、必要な検査を追加で受けることや、検査結果をもとにした行動を見直すことが必要です。これこそが、長く健康で充実した人生を送るための鍵となるのです。

3・3　A判定の落とし穴と検査結果の正しい解釈

多くの人が健康診断でA判定を受けると、「健康だ」と安心してしまいがちです。しかし、このA判定には落とし穴があり、その本当の意味を理解していないと、かえって健康を損ねるリスクがあります。

まず、**「A判定」とは何か**について整理しましょう。A判定は、通常「基準値内にあるため異常なし」とされる状態を指します。しかし、この「基準値内」という評価は、現時点での検査項目において重大な異常が見つからないことを示すに過ぎません。**健康診断でA判定を受けたとしても、それが必ずしも「完全に健康」であることを意味するわけではない**のです。

例えば、健康診断でよくみる**LDLコレステロールとHDLコレステロールという数値**について考えてみましょう。これらの数値がそれぞれ基準値内であっても、その比率（L／H比）が高い場合には、**動脈硬化のリスク**が高まることが近年の研究で示されています。A判定であっても、その内容を深く理解しなければならないのです。

例えば、LDLコレステロールが126mg／dL、HDLコレステロールが42mg／dLの場合、それぞれの基準値は超えていないため、健康診断では「A判定」とされます。しかし、この場合のL／H比は（126／42＝3・0）。**理想的な比率は2・0未満**とされているので、A判定であっても実際には動脈硬化進行のリスクが高いことを示しています。このような情報を見逃さないことが重要です。

また、**検査結果は「点」ではなく「トレンド」を見る**ことも大切です。例えば、血糖値が年々少しずつ上がっている場合、各年の検査結果がA判定であっても、将来的には糖尿病になるリスクが高まっている可能性があります。
具体的に考えてみましょう。空腹時血糖値の基準値は70〜１０９ｍｇ／ｄＬですが、ある人の数値が以下のように推移していたとします。

1年目：85 mg/dL
↓
2年目：95 mg/dL
↓
3年目：105 mg/dL

この方は毎年A判定を受けているかもしれませんが、**血糖値が徐々に上がっていることは見逃せないサイン**です。このような場合には、たとえ「A判定」であっても、将来の発症を防ぐために対策を始めることが推奨されます。こうした「兆候」を見逃さないことが、**戦略的な健康管理**につながります。

A判定を受け取ると、誰でも安心したくなるもの。しかし、A判定は**「今は大丈夫」の証拠にすらなりません**。個々の数値だけでなく、それらが示すトレンドも含めてしっかり理解すること。さらに、今回の検査内容が自分のリスク要因をきちんと考慮した上で網羅的に選定されているかどうかを確認することも大切です。

総合判定はあくまで参考程度に留め、それぞれのデータが示す意味を深く理解し、うまく活用していくことで、**より効果的な予防医療が実現**します。

3・4 あなたのリスクに基づいたパーソナライズ検査の重要性

現代の多様化した社会において、健康管理も一人一人の状況に合わせて**「パーソナライズされたアプローチ」**が重要になっています。すべての人に同じ方法が効果的とは限らないからです。特に、人間ドックを受ける際には、**個人のリスクに応じて検査を取捨選択すること**が必要不可欠です。ここでは、パーソナライズ検査がなぜ重要なのか、そしてそれがどのようにあなたの健康と生活を向上させるのかを探ります。

まず、私たちはそれぞれ異なる**遺伝的背景や生活習慣、環境要因**を持っています。例えば、ある人は心臓病のリスクが高く、別の人は特定のがんのリスクが高いかもしれません。こうした**個別のリスクを無視して、全員が同じ検査を受けるのは、健康リスクを見逃すことや、過剰検査にもつながりかねません。**

40代の女性Iさんの事例です。Iさんは毎年の会社の健康診断で「問題なし」と言われ、安心していました。しかし、パーソナルドクターに相談して過去の検査歴を調べたところ、**乳がん検診と子宮頸癌《しきゅうけいがん》検診は毎年受けられていた一方で、卵巣や子宮体部を評価するための経腟《ちつ》エコーや婦人科ＭＲＩ検査は一度も受けたことがない**ことが判明しました。そこで人間ドックのオプションで卵巣の検査を行ったところ、**早期卵巣がんが発見**されました。結果、幸いにも早期治療により完治することができたのです。言われるがままに受けている一般的な検査では見逃され得るリスクを、**カスタマイズされた検査**によって克服できたのです。

検査を適切にパーソナライズしていく上で重要なのは、**過去からの健康データや遺伝子データ・生活習慣データ、検査歴**などを元に調べるべき病気・臓器を把握し、それぞれの検査の特性を理解した上で取捨選択することです。

例えば、特定のがんについて濃厚な家族歴がある人は、**該当するがん検診をより頻繁に受けること**が推奨されるかもしれません。また、脂質異常や高血圧が長年指摘されているような場合には、**動脈硬化の進行度をより精密に評価するための画像検査をオプションで選択する**ことが有用な場合もあります。

パーソナライズ検査のもう一つの利点は、不必要な検査を避けることができる点です。たいていの検査にはコストやリスクが伴いますが、**個人のリスクに基づいた検査を取捨選択することで、必要な検査にコストを集中でき、効率的な健康管理**が可能となります。

また、有用性が乏しい一方で全身に被ばくを浴びてしまうなど、**リスクにベネフィットが見合わない過剰検査を避ける**ことにつながります。このようにパーソナライズ検査は、見逃しのリスクを減らすだけでなく、過剰な検査による心身の負担・経済的負担を軽減することにもつながります。

ただ、ルーティンで毎年同じ検査を受けているだけでは、**個々のリスクに対応しきれない**ことがあるのです。年々変化する自分の健康状態をしっかり把握し、その時々の自分に必要な検査を選び取ることが重要です。

これによって、健康状態をより正確に把握し、早期発見・早期治療を可能にし、さらには不要な検査を減らすことで効率的な健康管理が実現できるのです。

3・5　単発の数値だけでなくトレンドを見る重要性

健康管理において重要なのは、単発の検査結果だけではありません。先にもお話ししましたが、**時間の経過とともにどう変化しているか**、つまり「トレンド」を見ることが非常に重要です。なぜトレンドを重視することが大切なのか？　そしてそれがあなたの健康管理にどのように役立つのでしょう？

まず、私たちの体は常に変化しているということを理解するのが重要です。一回の検査結果は、その瞬間の状態を示しているに過ぎません。例えば、血圧が今回の検査では正常範囲内だったとしても、**過去数年間で徐々に上昇傾向**にあるのだとしたら、見過ごせないサインかもしれません。数値がまだ「異常」とされるラインを超えていなくても、トレンドに悪化が見られる場合には、**生活習慣を見直すなど早めの対策**が必要です。

また、**トレンドを可視化することは、病気の予兆を捉えるだけでなく、改善傾向を確認し習慣を維持するためにも重要**です。例えば、健康的な生活習慣を取り入れて努力している場合、その効果が実際に数値として現れているかをトレンド把握により見ることができます。これは**良好な習慣を継続するモチベーション**につながります。実際、日々の体重を記録し、トレンドを可視化すること自体が減量に効果を示すというエビデンスもあります。

また、トレンドを把握することは、**検査の数値だけでなく、画像データ**においても重要です。例えば、人間ドックで胆のうポリープを指摘されたとしましょう。その場合、その時々の大きさの絶対値はもちろん、**増大傾向がないかというトレンドも把握**することが大切です。胆のうポリープの多くは良性ではありますが、サイズが年々大きくなっている場合には、**悪性化（がん化）している可能性**を考える必要があります。このように、過去からの変化を見ることで、リスクを早期に察知することが可能になります。

自分の健康データを中長期で蓄積し、トレンドを分析していくためには、**健康データを紙で保管するのではなく、デジタル化して統合管理すること**も重要です。現代では、**PHR（パーソナル・ヘルスケア・レコード）**を活用し、クラウド上に自分の健康データを保管するのもいいでしょう。これにより、異なる検査機関で得たデータや、さまざまな健康デバイスからのデータも一元管理でき、**より包括的に自分の健康状態を把握**することができます。

また、トレンドを正しく解釈するには、時に**専門家の助けも必要**です。例えば血糖値の上昇も、緩やかな上昇と急激な上昇では、考えられる原因やリスクが異なります。緩やかな上昇であれば生活習慣の乱れ等による２型糖尿病などを考えますが、急激な悪化傾向は１型糖尿病の発症や膵臓疾患など**すぐに治療が必要な重大な病気の可能性もあるため、専門的な精査**が検討されます。このような観点からも、過去データも含め中長期で**自分の健康と向き合ってくれる専門家**を持つことが非常に重要なのです。

経営においてもデータの絶対値だけでなく、トレンドを把握することは重要ですよね。同じ売上高であっても、それが昨年と比べ**成長しているのか衰退しているのかによって、対策は大きく異なる**でしょう。健康管理も同じ。データをしっかり収集・管理し、トレンドを理解することで、**より戦略的な健康管理**が可能になります。

3・6 商業化する検診業界にだまされない、賢い人間ドックの選び方

最近、健康意識の高まりとともに、人間ドックやがん検査の人気が急上昇しています。多くの病院や健診センターが、さまざまなプランを競い合って提供しているのを目にして、「どれを選べばいいのか？」と悩む方も多いのではないでしょうか。しかし、商業化が進む健診業界では、しっかりと**自分に合ったもの・精度の高いものを選ばなければ、かえって効果的な健康管理につながらない**こともあります。ここでは、賢く人間ドックを選ぶためのポイントについて詳しく見ていきましょう。

人間ドックを選ぶ際に最も重要なのは、**「検査の内容」**です。豪華な施設やおいしいランチ、快適な空間などについ目を奪われがちですが、本当に大事なのはそこではありません。もちろん、検査時の体験自体が重要であることもいうまでもありませんが、**健康を守るというアウトカムを得るために大切なのは、どのような検査が受けられ、その結果からどんなフォローアップがあるか**という点です。

ここで、賢い人間ドック選びのためのポイントをいくつか挙げてみましょう。

1　検査のカスタマイズが可能かどうか

標準的な検査プランだけでなく、**あなたの年齢、性別、家族歴、生活習慣に合わせて検査内容をカスタマイズできる施設**を選ぶことが大切です。一定以上の喫煙者なら胸部CT検査を加えるとか、家族に大腸がんの方が多かったり一定の年齢を超えたなら大腸内視鏡検査を追加したりするなど、**個人のリスクに合わせた検査が幅広く追加できるかどうか**を確認しましょう。

2　最新の医療技術を使っているか

医療技術・医療機器は日々進歩しています。例えば、最新のMRI機器を使っている施設では、**より鮮明な画像が得られ、小さな異常も見逃しにくくなる**可能性があります。一方で、高額な検査が含まれているからといって必ずしも安心とは言えません。例えば、全身のPET-CTは特定の病気のスクリーニングには有効ですが、すべての人に必要なわけではなく、場合によっては**被ばくのリスクがベネフィットを上回るケース**もあります。そのため、**個々に適切な検査内容**

を見極めることが重要です。

3　検査のエビデンスが十分かどうか

検査が最新であることは、一方でリスクも伴います。**十分なエビデンスが蓄積されておらず、検査の有用性や安全性が十分に証明されていない**ケースもあります。例えば、リキッドバイオプシーという「血液や尿一滴でがんが分かる」といったキャッチフレーズの検査が一時期急激に増えましたが、その多くは**精度に疑問が残り、医師の信頼も得られず社会問題になった**ことがあります。**精度の低い検査を受けることは、偽陽性によって無駄な不安を抱えたり、偽陰性によって見逃されたりするリスク**が高いということを意味します。新しくて気になるからなんとなく受けてみようと検査を選ぶのは**危険な行為**になり得ます。

4　データの継続管理ができるか

一度の検査結果だけでなく、**過去のデータと比較して健康状態の変化・トレン**

ドを見てアドバイスをしてくれる施設を選ぶと良いでしょう。特に、**デジタルで健康データを管理し、継続的にモニタリングできるシステム**があると、過去のデータと比較して経年変化を把握するのに非常に役立ちます。

5　アフターフォローの充実度

検査後に異常が見つかった場合、どのような対応をしてくれるのかを事前に確認しましょう。**精密検査の紹介や生活習慣の改善アドバイス**など、検査後のフォローアップがしっかりしている施設を選ぶことで、**より効果的な健康管理**ができます。検査施設自体でのフォローが難しい場合は、パーソナルドクターなど**外部の専門家と連携してフォロー**を受けるのも良い方法です。

6　価格と内容のバランス

価格が高ければよいというわけではありませんが、安さだけで選ぶのも考えものです。重要なのは、その価格に見合った検査内容が提供されているかどうかです。**自分の健康リスクに見合った必要な検査が受けられ、過剰な検査が含まれていないか**を確認しましょう。

結局のところ、人間ドックの本当の価値は、**個々の健康リスクに合わせた検査をしっかり取捨選択し、検査結果を基にした的確なアドバイスとフォローアップを受けられてこそ**発揮されます。周囲の評判や広告の派手さに惑わされすぎず、**本質的にあなたの健康管理に役立つ人間ドックサービスを選ぶことが大切**です。

第4章
あなたの〝本当〟の体調が分かる人間ドックの受け方

4・1

人間ドックの歴史と現状

人間ドックは、多くの人にとって**重要な定期的な健康状態確認の機会**です。しかし、その結果判定に対する**過信**や、人間ドックの気がつきにくい点に気づかず、**活用方法を誤ってしまうケース**が多く見られます。ここでは、人間ドックの**歴史と現状の課題**について見ていきましょう。

■人間ドックの歴史

人間ドックが日本で導入されたのは**1954年**であり、**被保険者の疾病予防**を目的として始まりました。当時は、**1週間の入院**によって全科的な検査・診察が行われていました。しかし、**1959年には1泊2日**の短期検査が普及し、**1970年には半日で実施可能な自動化健診**としてよりスムーズな形へと変わっていきました。日本では「人間ドック」の名称で広く知られ、**普及していく一方**、米国では健康保険制度の違いからこのようなシステムは広がりませんでした。

■人間ドックの重要性の変化

人間ドックが近年特に重要視されるようになった背景には、**疾病構造の変化**と**少子高齢化**があります。戦前までの日本人の主な死因は**結核などの感染症**でしたが、戦後、生活習慣の欧米化の影響を受けて、**がん・心疾患・脳卒中**などの**生活習慣病が主な死因**となりました。さらに、少子高齢化に伴い、これらの病気の**有病率が高まる**ことになりました。

生活習慣病は**サイレント・キラー**とも呼ばれ、自覚症状が現れるまでに**長いタイムラグ**があります。そのため、従来の「**症状が出てから病院に行けば良い**」というモデルは通用しなくなり、症状が出る前に**体の状態を検査で把握**し、**早期発見・早期治療**を行うことが重視されるようになりました。

■人間ドックの現状の課題

日本の医療は、**国民皆保険制度**に基づき、**平等な医療**を提供することを重視しています。人間ドックもこの考えを継承し、**全員が同じ検査**を受けるモデルが一般的です。頻度の高いがんや生活習慣病のマーカーを中心に検査が行われ、これは**ポピュレーション・アプローチ**と呼ばれます。限られたコストでより多くの人の課題を拾い上げるという点では、**有効な施策**です。

しかし、個々の健康リスクを最小化するためには、**一般的な検査だけでは不十分**です。自分や家族の病歴、生活習慣、過去の検査データをもとに、**リスクの高い疾患に合わせたパーソナライズされた検査**を選ぶことが必要です。このような方法を**ハイリスクアプローチ**といいます。

また、**指定された検査**を毎年受けるモデルは、国として最大多数の幸福を実現するための**コスト効率の良いアプローチ**ですが、個々のリスクを最小化するには限界があります。したがって、**パーソナライズされたアプローチ**と**ポピュレーション・アプローチ**の区別が必要です。

さらに、一般的な人間ドックは病気の**早期発見のみを主目的としており、結果データを活用した発症予防や健康寿命延伸にはフォーカスが当てられていません。**異常がなければ**A判定**とされ、より**健康な期間を維持するための助言**は少ないのが現状です。

■人間ドックの限界と未来への対応

人間ドックや一般健康診断は、国や自治体によってその内容が規定されるケースが多く、**変化への適応が遅い**という問題もあります。疾病構造は**大腸がん**や**膵臓がん**の増加など、ここ数年で大きく変化していますが、**ガイドラインの見直しは追いついていません。**そのため、自分自身で**最新の疾病トレンドを理解**し、適切な検査を選ばなければ、重大な病気が見逃されるリスクがあります。

この章では、今後人間ドックを受ける際に、**どのような点に注意すべきか**を最新のデータも元に紹介していきます。

4・2 最適な人間ドック項目の選び方

人間ドックは、ただ毎年漫然と受ければ良いというものではありません。**あなたの健康状態、生活習慣、そして家族歴**などのデータに基づいて、**最適な検査項目を取捨選択することが**重要です。ここでは、**自分に合った人間ドック項目の選び方**について詳しく見ていきましょう。

1 自分の健康リスクを正しく知る

第一に、**自分の健康リスクを正しく把握**することが大切です。健康リスクは、**年齢・性別・過去の病歴・家族の病歴（遺伝性）・生活習慣や居住環境**など、多くの要因で変化します。例えば、**がん家系の人と血管疾患家系の人**では、重点的に調べる項目が異なります。特定のがん（例えば大腸がんや乳がんなど）の家族歴がある場合、**通常のガイドラインより早期にスクリーニング**した方が良い場合もあります。

2　年々の体の変化に応じた検査内容の見直し

第二に、**自分の体の変化に応じて検査内容を見直すこと**が重要です。多くの人は、会社で指定された同じ内容の検査を毎年受けていますが、**年齢や生活習慣の変化に**応じて検査内容も変えるべきです。例えば、**血圧やＬＤＬコレステロールが悪化傾向**にある場合、**心筋梗塞や脳卒中**などのリスクが高まっている可能性があります。そこで、**頸動脈超音波検査や冠動脈ＣＴ検査**などを追加して、血管の状態を評価することが有効です。

3　検査の精度を考慮する

第三に、**検査の精度を理解すること**も大切です。例えば、**胃がんの検査**には、胃バリウム検査と上部内視鏡検査があります。**胃バリウム検査の感度は約70％**であるのに対し、**上部内視鏡検査は約95％**です。コストや体への負担を考慮する必要がありますが、**見逃しのリスク**を減らしたいなら、**上部内視鏡検査を選択する**

のが適切でしょう。

最近では、**リキッド・バイオプシー**と呼ばれる**「血液や尿一滴でがんが分かる」**といった検査が増えています。しかし、これらの検査はまだ精度が不十分なものも多く、**偽陽性や偽陰性のリスク**が高い場合もあります。実際に、特異度が低い検査によって**不安を感じる患者が増えた**こともありました。**検査の数を増やせば良い**というわけではないのです。

4 検査のベネフィットとリスクのバランスを考える

第四に、**検査に伴うベネフィットとリスクのバランス**を考えることが必要です。例えば、**PET‐CT検査**は全身に放射線を浴びせてがんや炎症性の病変を検知しますが、放射線被ばくのリスクや高額な費用が伴います。「なんとなく受けてみよう」と安易に選ぶのではなく、**自分にとって本当に必要な検査か**をよく考えましょう。

5　検査の目的を明確にする

最後に、**「検査は次のアクションを決めることに意義がある」**ということを忘れないでください。検査の目的が**病気の早期発見**なのか、**生活習慣改善のデータ収集**なのか、**将来リスク分析**なのかを明確にして、適切な検査を選びましょう。最近増えている「がんリスク検査」などは、生活習慣改善に役立つかもしれませんが、**病気の早期発見には結びつかない**こともあります。

このように、検査を受ける際には、**さまざまな観点を考慮し、自分に最適な人間ドックを選択すること**が重要です。検査は**戦略的に活用してこそ、意義がある**ものです。

4・3　人間ドックのよくある注意点と選択法

人間ドックの内容は、個々の健康リスクに基づいて最適化する必要があります。ここでは、具体的な注意点とそれに対する対応策について説明します。

1　喫煙者のハイリスク疾患

喫煙は肺がんやＣＯＰＤ（肺気腫）など肺に大きな影響を与えることはよく知られていますが、**喫煙者は特に注意すべき検査項目**があります。

- **Brinkman Index（ブリンクマン・インデックス）という指標があります。「1日の喫煙本数」×「喫煙年数」で計算され、４００以上で肺がんリスクが高まると言われています。**

例えば、50歳の男性が20歳から毎日20本喫煙している場合、Brinkman Indexは「20×30＝６００」となり、肺がんや喉頭がんのリスクが高まります。胸部CT検査を定期的に受け、場合によっては耳鼻科でのファイバー検査も推奨されます。

- **膀胱がんのリスク**も喫煙で高まることが知られています。喫煙者で血尿が見られた場合には、**膀胱がんを疑うべき**です。早期の発見が重要ですので、血尿が見られたらすぐに医師に相談しましょう。

2 飲酒習慣がある人のハイリスク疾患

過度の飲酒が健康リスクを高めることは周知の事実ですが、**脳動脈瘤《りゅう》**との関連はあまり知られていません。

- **脳動脈瘤《りゅう》の破裂はくも膜下出血**を引き起こし、致死率が40～50％と非常に高いリスクを伴います。**過度な飲酒はこの脳動脈瘤破裂の最大のリスク因子**です。会食などで飲酒量が通常より多い自覚がある方は、定期的に**頭部ＭＲＩ／ＭＲＡ**を受け、脳動脈瘤がないかチェックしましょう。
- 飲酒は、**肝臓だけでなく、消化管（咽頭・食道・胃・大腸）のがんリスクも高めます。定期的な胃カメラや大腸カメラ**の検査を受け、飲酒習慣がある場合は肝臓の数値や脂肪肝に意識を向けるだけでなく、胃カメラや大腸カメラを受けて消化管に異常がないかを定期的にチェックすることも重要です。

・フラッシャー（飲酒で顔が赤くなる人）の方は特に、食道がんのリスクが高いことが知られています。定期的な食道がん検査が特に重要です。同じ飲酒量でも、フラッシャーは食道がん発症リスクが4倍以上に跳ね上がります。上部内視鏡検査（通称、胃カメラ）をする際に、食道の状態もしっかりと観察してもらうことが重要です。

3 日本人に急激に増える膵臓がん

膵臓がんは早期発見が難しく、進行してから発見されることが多いため、予後が非常に悪いです。特に、家族に膵臓がん患者がいる場合や肥満・糖尿病の人は、**膵臓がんのリスクが高い**です。

■**膵臓がんの家族歴がある場合**、リスクは約7倍に跳ね上がります。一般的な腹部超音波検査では感度が低いため、膵臓がんの早期発見を目指す場合は、**MRCP**（特殊なMRI検査）を選ぶのが推奨されます。

膵臓がんのリスクが高い人は、通常の検査項目に加えて、このような検査をオプションで選ぶことも検討しましょう。

4　若年女性の乳がん検査：マンモグラフィー vs 乳房エコー

乳がん検診といえばマンモグラフィーが一般的に知られていますが、**若年女性（20〜30代）においては検査の選択に注意が必要です。**

■マンモグラフィーでは**乳腺組織も乳がんも同様に白く映るため、高濃度乳腺（デンスブレストと言われます）の方は異常が見逃されてしまいやすいです。**この場合、**乳腺エコー検査**の方が有効です。若年女性や乳腺が発達している方は、**マンモグラフィーではなくエコーを選択**するのが賢明です。

このように、**喫煙、飲酒、家族歴、体質**などによって、それぞれに適した検査を選ぶことが重要です。

全員が同じ検査を受けるだけでは不十分であり、自分の健康リスクに応じて**戦略的に検査を選択する**ことが、早期発見の確率を高める上で非常に重要です。

4・4 人間ドックの結果を正しく読み解く

人間ドックを受けた後、多くの方が結果表を手に**「A判定だから安心」**とか**「D判定が出たから大変」**といった**一喜一憂の反応**をします。しかし、これでは**人間ドックの本来の目的を果たしているとは言えません。**ここでは、**人間ドックの結果をより深く、正確に読み解くコツ**について説明します。

1 判定にとらわれない

健康診断や人間ドックは**決まったロジックに基づいてアルファベットで判定**が下されますが、これはあくまで**参考程度**に留めるべきもので、**実際にはより深くデータを理解**する必要があります。**A判定だからといって健康であることを保証するわけではありません。**また、**C判定だからギリギリセーフ**という解釈は、**将来的に大きな後悔**を生む可能性があります。

また、**検査項目が少ないほどA判定が出やすい**ということも理解しておく必要があります。人間ドックでは、**総合判定を見るだけでなく、ひとつ一つのデータを深く観察**することが重要です。

2

過去データとの比較：トレンドを見る重要性

自分の健康状態を正確に把握し、**健康寿命を延ばすためには、過去のデータとの比較**が非常に重要です。**一回の検査結果だけを見て安心するのではなく、今までのデータと比較してトレンドを捉える**ことで、病気の予防や早期発見に役立てることができます。

例えば、**血糖値が年々上昇傾向にある場合**、まだ正常範囲内であっても**糖尿病へと向かっているリスク**が考えられます。判定がAであっても、**過去からの悪化傾向を見逃さずに課題に気づく**ことが重要です。

また、**トレンドを見ることで発症予防だけでなく、重大な病気の早期発見**にもつながります。例えば、**肥満の悪化に伴う緩やかな血糖値の上昇**は2型糖尿病の予兆かもしれませんが、**急激な血糖値の上昇は1型糖尿病**や**膵臓がん**などの可能性を考える必要があります。絶対値が同じでも、**その数値に至る経過**が異なれば考慮すべき病気も異なるということを知っておくと良いでしょう。

3 検査の限界を理解する

人間ドックの結果を過信しないことも大切です。どんな検査にも限界があり、**偽陽性**（実際は異常がないのに異常ありと判定される）や**偽陰性**（実際は異常があるのに異常なしと判定される）の可能性は常にあります。

特に、**がん検診の精度**を理解することが重要です。例えば、**マンモグラフィー**

の感度は約80％とされており、**20％程度の見逃し**の可能性があります。検査結果が陰性でも、**定期的な検査やセルフチェックの習慣化**、そして**乳腺エコーの併用**など、見逃しを防ぐための**複数の対策**を考えることが重要です。

また、検査を受ける際には**検査前確率**（検査対象者の有病率）を考慮することが重要です。**不要な検査**が増えれば増えるほど、偽陽性や偽陰性のリスクが高まり、**意味のない検査はむしろ害になる**可能性があります。そのため、**自分に合ったパーソナライズされた検査を選ぶこと**が大切です。

ここまで、人間ドックの結果を正しく理解するための**注意点**について説明しました。これらを踏まえて、**現状の課題や将来のリスク**を理解し、それを改善するための**具体的なアクションを起こすこと**が重要です。また、次回の検査内容を最適化するための情報として活用することも必要です。

せっかく貴重な時間を使って受けた検査ですから、その**データを最大限に活用**していただければと思います。

4・5 テクノロジーの活用

ここまで話してきた限界や注意点を理解した上でうまく活用することができれば、**人間ドックが健康管理において非常に重要な材料になることは間違いありません**。しかし、人間ドックはあくまで検査を受けたその日時点での現在地を全体的に見るための検査でしかありません。そのため、日々変化する体を可視化するという意味では**年一度の検査では不十分**です。

人間ドックの間の期間の身体データを継続的にとるための新しい方法として普及しつつあるのが、**ウェアラブル・デバイス**です。Apple Watch や Fitbit のような時計型のデバイスや、Oura Ring のような指輪型のデバイスなどさまざまなものが出てきています。これらのデバイスはもともとは**睡眠時間・歩数などの生活習慣情報を可視化するためのツール**として生まれました。しかし近年では、**転倒の検出機能や不整脈検知の機能**などによって**病気の早期発見にも活用される**ようになってきました。

特に、**発作性心房細動のような発作的に症状が出るような病気の場合**、人間ドック当日に症状がなかった場合には**検査で異常は指摘されません。**しかし、**継続的に日々のデータをとっていくことによって、**今まで年一の検査だけでは捉えられていなかった**疾患の早期発見につながる可能性**があります。

また、スマート体重計などの**ＩoＴデバイスをうまく活用して、**自分の身体データを習慣的にとることも非常に有用です。例えば、**肥満の予防において、毎日体重計に乗り体重を記録するだけでも体重減少に寄与する**というエビデンスがあります。毎日体重に乗った数値をノートなどにメモするのは大変ですが、このようなスマートデバイスを使うことによって、**簡単に日々の身体状況を可視化**することができます。

また、**検査やデバイスによって収集されたデータは、一度見るだけでなく定期的に振り返ることに意義**があります。今までは紙でもらった結果をファイルなどで保管するケースが多かったですが、最近では**ＰＨＲ（パーソナルヘルスケアレコード）の活用によって、自分の健康データにいつでもどこでも簡単にアクセスできる**ような世界が実現しつつあります。

これらの**新しいテクノロジーをうまく取り入れていくことで**、従来よりも**より効率的で戦略的な健康管理**を実現することができます。**ＩＴは人々の生活を豊かにするために活用されるべきもの**でもあるため、ぜひヘルスケアにおいてもどんどん活用していただけたらと思います。

この章では、人間ドックを受ける際の重要なポイントについて、具体例を交えながら説明してきました。

「健康診断や人間ドックを受ける」と一言で言っても、実際にはどのような検査を受けるか、そしてその結果をどう活用するかという点で、考慮すべきことが多くあるということを、ご理解いただけたかと思います。

検査医学についての知識を自ら網羅的に身につけることは難しいため、どの検査を受けるべきかを選ぶ段階で、ぜひ専門家の知見を活用することをおすすめします。

第5章
あなたに最適な健康法を見つける

5・1　万人に当てはまる健康法はない

世の中には数え切れないほどの健康本があふれています。テレビやインターネットでも、さまざまな健康法やダイエット法が紹介されています。「**これさえ守れば健康になれる**」「**この方法で確実に痩せられる**」といったキャッチーな文句に、思わず飛びつきたくなる気持ちはよく分かります。

しかし、ここで一度立ち止まって考えてみてください。**本当にその健康法はあなたに合っているのでしょうか？**

私は日々多くの患者さんと接する中で、こう実感しています。**健康法の正解は一つではない。むしろ、万人に当てはまる完璧な健康法などというものは存在しないのです。**

なぜなら、私たちひとり一人の体質、生活環境、遺伝的背景は千差万別だからです。ある人に効果的な方法が、別の人には全く効果がない、あるいは逆効果になることさえあるのです。

例えば、ビタミンAのサプリメントの注意点を聞いたことがありますか？　確かにビタミンAは人体にとって重要な栄養素ですが、喫煙者がこのサプリメントを習慣的に摂取すると、肺がんや膀胱がんのリスクが高まることが研究で明らかになっています。**「ビタミンだから体に良いに決まっている」**などと安易に考えて摂取すると、思わぬ落とし穴にはまる可能性があるのです。

また、後で詳しくお話ししますが近年流行しているグルテンフリー食事法についても同様です。確かに、セリアック病（グルテン摂取により誘起される自己免疫疾患）の人や非セリアック性グルテン過敏症（セリアック病ではないものの、グルテンを摂取すると体調が悪くなる症状）の人にとっては重要な食事法です。

しかし、日本人でこれらの症状を持つ人は約1％に過ぎません。つまり、**99％の日本人にとっては、あえてグルテンフリーにする必要はないのです。**むしろ、過度にグルテンフリーにこだわることで、必要な栄養素を摂取できなくなるリスクもあります。

ダイエット法も然りです。糖質制限、カロリー制限……さまざまな方法がありますが、どの方法が最適かは個人によって異なります。例えば、尿酸値が高い人が糖質制限等による急激な減量や高負荷の筋力トレーニングを行うと、かえって痛風発作のリスクが高まる可能性があります。

健康法を選ぶ際に最も重要なのは、まず**自分自身の身体の状態を正確に把握すること**です。そのためには、定期的な健康診断や血液検査が欠かせません。これらのデータを基に、自分に本当に必要な健康法を見極めることが大切です。

また、健康法を実践する際は、短期的な効果だけでなく、**長期的な影響も考慮する必要があります**。一時期流行した「糖質制限ダイエット」は確かに短期的な減量には効果的かもしれませんが、半年以上続けるとリバウンドしてくることが示されています。また、長期間ＰＦＣ（タンパク質・脂質・炭水化物）バランスが偏った食事を続けると、必要な栄養素が不足したり、別の健康リスクが高まったりする可能性があります。

さらに、健康法を選ぶ際は、**自分の価値観やライフスタイルとの相性も重要**です。いくら効果的な方法でも、自分の生活リズムに合わなければ長続きしません。例えば、朝が弱い人に「毎朝5時に起きてジョギングをしましょう」と言っても、続けられないですよね。

健康法には決して「一つの正解」があるわけではありません。**自分自身の体と向き合**

い、自分に最適な方法を見つけることが大切です。ベストセラーの健康本やちまたではやっている健康法の情報は時に役立つこともありますが、それがどれだけの妥当性のあるものなのか、また、自分自身にも有効なものなのかは慎重に判断することが重要です。

5・2　病気発症のメカニズムと確率論

「健康な生活を送っているのに、なぜ私が病気になるのか？」「不健康な生活を送っているのに、なぜあの人は元気なのか？」

こういった疑問を持ったことはありませんか？　実は、病気というのは**確率論的に起こるもの**なのです。この項目では、病気発症のメカニズムと確率論について、詳しく解説していきましょう。

まず、大前提として理解しておくべきことがあります。それは、**「完璧に健康な生活を送れたとしても、病気にならない保証はない」ということです。逆に言えば、「どんなに不健康な生活を送っても、必ず病気になるわけではない」**のです。

病気のリスクは、**遺伝要因と環境要因の掛け合わせ**によって決まります。交通事故による外傷（100％の環境要因）やごく一部の遺伝性難病（100％の遺伝要因）を除き、ほとんどの病気が遺伝的要因と環境的要因の両方の影響を受けて発症するのです。つまり、生活習慣をどれだけ整えたとしても、遺伝的要因によって病気が起こるリスクは残ります。逆に家系に全くがんの人がいなかったとしても、生活習慣の乱れによってがんの発症リスクが高まる可能性もあるのです。

例として、日本人最大の死因である**がん**について考えてみましょう。がんは細胞のDNAに突然変異が起こり、エラーが蓄積することで発生します。通常、細胞にはDNAの修復機能がありますが、さまざまな要因によってこの機能が低下したり、突然変異が修復能力を上回るペースで蓄積したりすると、がん化のリスクが高まります。

ここで重要なのは、**DNAの突然変異自体は確率的に誰にでも起こりうる**ということです。つまり、どれだけ健康的な生活を送っていても、運悪く突然変異が発生してしまう可能性はありますし、逆に、不健康な生活を送っていて細胞にかかるダメージ頻度が多かったとしても、運良く変異が起こらない可能性もあります。

ただし、ここで誤解してはいけないのは、「健康な生活を送る意味がない」ということではありません。健康的な生活習慣は、**突然変異の発生確率を下げたり、修復機能を高めたりする効果**があります。つまり、健康的な生活を送ることで、病気になるリスクを０にはできずとも、**大幅に低減すること**はできるのです。

予防医学において重要なのは、**「（発症や重症化の）確率を下げる」**という考え方です。完全に病気の発症を予防することは難しくても、**適切な生活習慣や適切な頻度・内容での検査**によって、発症の確率を下げたり、重症化してから発見され手遅れになるリスクを減らしたりすることは可能なのです。

ここからは、実際にどのような生活習慣を送ることが疾病のリスクに関連するかについて見ていきましょう。

5・3　デスクワークが引き起こす健康リスク

現代社会において、デスクワークは多くの人々の日常となっています。特に都市部のオフィスワーカーや、IT業界で働く人々は、一日の大半をデスクの前で過ごすことが当たり前になっているかもしれません。しかし、このような働き方が私たちの健康に与える影響について、十分に認識している人は少ないのではないでしょうか。

実は、デスクワークは私たちの健康にさまざまなリスクをもたらします。その影響は、単に運動不足というだけではありません。**長時間座り続けることによる血流の悪化、日光不足によるビタミンD不足、姿勢の悪化による筋骨格系の問題**、長時間PCと対面することによる**ドライアイ・眼精疲労**など、多岐にわたります。これらの問題は、短期的には気づきにくいものの、長期的には深刻な健康問題につながっていくのです。

最も顕著な影響として挙げられるのが、**血管系のリスク**です。長時間座り続けることで、下半身の血流が滞り、下肢静脈血栓症のリスクが高まります。また、全身の血流が悪くなり代謝も低下することで、高血圧・脂質異常症・糖尿病や動脈硬化のリスクも上昇します。実際、一日中座っている時間が長い人は、そうでない人に比べて**心血管疾患や脳卒中のリスクが約2倍**になるという研究結果や、**座位時間が2時間増えるごとに死亡率が15%高まる**とする研究結果もあります。

次に注目すべきは、**ビタミンD不足の問題**です。デスクワークが多い人は、必然的に屋内で過ごす時間が長くなります。そのため、日光を浴びる機会が減少し、体内でのビタミンDの産生量が不足しがちです。ビタミンDは、カルシウムの吸収を促進し、骨を強くする働きがありますが、それだけではありません。近年の研究では、ビタミンD不足が**上気道感染症リスクの増加**や、がん、心臓病、糖尿病などのリスク増加と関連することが分かってきています。

さらに、**長時間同じ姿勢を保つことによる筋骨格系への影響**も見過ごせません。特に、首や肩、腰への負担が大きくなります。いわゆる「ストレートネック」や「スマホ首」と呼ばれる症状は、デスクワークの増加と密接に関連しています。これらの症状は、単に部分的な痛みを引き起こすだけでなく、長期的には脊柱の変形や全身の慢性的な痛み、気分障害などの原因となる可能性があります。

また、デスクワークは**目の健康にも悪影響**を及ぼします。長時間パソコンやスマートフォンの画面を見続けることで、ドライアイや近視の進行、さらには青色光による睡眠障害のリスクも高まります。

さらに無視できないのが、**メンタルヘルスへの影響**です。

デスクワークは身体的な問題だけでなく、精神的なストレスも引き起こします。同じ環境で長時間作業を続けることで、ストレスや疲労が蓄積されやすくなります。また、人との直接的なコミュニケーションが減少することで、孤独感や疎外感を感じやすくなる可能性もあります。

これらの問題は、単に個人の健康問題にとどまりません。企業にとっても、従業員の健康悪化は**生産性の低下や医療費の増加**につながる重大な問題です。実際、アメリカでは座りすぎによる健康問題が年間100億ドル以上の医療費を生み出しているという試算もあります。

では、これらのリスクにどのように対処すればよいのでしょうか。

まず、**「意識的に動く」ことを習慣に取り入れる**ことが大切です。例えば、1時間に1回は立ち上がって体を動かしたりストレッチをしたりする、昼休みに15分程度の早歩きをする、なるべくエスカレーターでなく階段を使うなど、小さな意識でも積み重ねれば大きな効果が期待できます。最近では、立ち上がって作業ができるスタンディングデスクや、歩きながら作業ができるトレッドミルデスクなども注目されています。

また、デスクワークの合間に外に出て**日光を浴びる**ことも重要です。ビタミンD不足を防ぐためには、季節にもよりますが、1日15〜30分程度の日光浴が効果的です。ただし、皮膚へのダメージを考慮し、強い日差しの時間帯は避け、必要に応じて日焼け止めを使用すること・適宜保湿を行うことを忘れないでください。また、どうしても外出が難しい場合には、ビタミンDのサプリメントを活用することも効果的です。適切量のビタミンD補充は、上気道感染のリスクを減らし、骨の健全性を保つことに寄与してくれます。

さらに、**座る際の姿勢**にも注意を払いましょう。正しい姿勢を保つことで、首や肩、腰への負担を軽減できます。椅子やデスクの高さを適切に調整し、モニターの位置も目線よりやや下になるように設定することが大切です。また、長時間同じ姿勢を続けないよう、定期的に姿勢を変える・立ち上がることも効果的です。

目の健康を守るためには、意識的にまばたきをするようにする他、「20ー20ー20ルール」を意識しましょう。これは、20分ごとに20フィート（約6メートル）先を20秒間見るというルールです。これにより、目の疲労を軽減し、眼精疲労を抑制する効果が期待できます。また、ドライアイの自覚がある場合には、禁煙・十分な睡眠・ω3系不飽和脂肪酸（フィッシュオイルなど）の摂取なども推奨されます。

最後に、**メンタルヘルスケア**も忘れずに。定期的に休憩を取り、リフレッシュする時間を設けることが大切です。また、リモートワークが中心であったとしても可能な限り同僚や友人とのコミュニケーションを大切にし、孤独感を感じないよう心がけましょう。

デスクワークのリスクは確かに存在しますが、それは決して対策できないものではありません。**自らの健康リスクのモニタリングと意識的な行動変容**により、これらのリスクは大幅に軽減することができます。

健康的にデスクワークを続けることは、単に個人の健康を守るだけでなく、**仕事の生産性向上にもつながります。**心身ともに健康であれば、創造性も高まり、より良いパフォーマンスを発揮できるはずです。デスクワークとのうまい向き合い方をマスターすることは、企業や社会全体に対しても大きな利益をもたらすでしょう。

5・4 糖質制限ダイエットの功罪

近年、糖質制限ダイエットが大きな注目を集めています。テレビや雑誌、ＳＮＳなど、あらゆるメディアで糖質制限の効果が喧伝され、多くの人がこのダイエット法に挑戦しています。確かに、短期的には劇的な減量効果が得られることもあり、一時期は**「魔法のダイエット」**とまで呼ばれました。しかし、糖質制限ダイエットには光と影の両面があります。この章では、糖質制限ダイエットの功罪について、医学的な見地から詳しく解説していきましょう。

まず、糖質制限ダイエットの**「功」**の部分から見ていきましょう。

糖質制限の最大の利点は、**短期的な減量効果が高い**ことです。糖質の摂取を制限すると、体は脂肪を主要なエネルギー源として利用するようになります。これにより、体脂肪の燃焼が促進され、比較的短期間で体重が減少します。現代では無意識的に糖質を多く取りがちですが、これを減らすことで**肥満や糖尿病、心臓病のリスクを下げる**ことができます。また、糖質中心の食事を控えることで、**血糖値の急な変動を防ぎ**、食後の眠気や空腹感も抑えられます。これにより、日々の集中力や仕事の効率もアップするかもしれません。

しかし、ここからが重要です。過度な糖質制限ダイエットには、看過できない**「罪」**の側面も存在するのです。

まず、**日々の生活パフォーマンスへの影響**が懸念されます。人間の脳は主にグルコース（糖）をエネルギー源としています。極端な糖質制限を長期間続けると、脳の機能に悪影響を及ぼす可能性があるのです。**集中力の低下や気分の変動、さらには認知機能の低下**などが報告されています。

また、間違った糖質制限によって副次的に**食物繊維の摂取量が減少することも問題**です（炭水化物は、糖質と食物繊維で成り立ちます）。食物繊維は血糖の急激な上昇を抑えてくれることに加え、腸内細菌の餌となり、腸内環境を整えるのに重要な役割を果たします。**食物繊維の不足は、便秘や大腸がんのリスク上昇**につながる可能性も指摘されています。

さらに、糖質制限に伴って、糖質を減らす代わりに、**肉や魚、卵などの動物性タンパ**

ク質や、チーズやバターといった動物性脂質を多く取ることになる点も注意が必要です。特に、動物性タンパク質や飽和脂肪酸の過剰摂取は、**心臓病や腎臓病のリスクを高める可能性**があります。実際、長期的な糖質制限ダイエットと心血管疾患リスクの上昇との関連を示す研究結果も報告されています。

糖質制限ダイエットは**リバウンドのリスク**も高いという点も見逃せません。New England Journal of Medicine に２００８年に掲載された論文『Weight Loss with a Low-Carbohydrate, Mediterranean, or Low-Fat Diet』において、糖質制限食は最も短期で大きな減量効果を示した一方で、**リバウンド率についても他の減量法（地中海食や脂質制限食）に比べて大きい**ことが示されました。糖質制限による減量とリバウンドを繰り返し体重変動が激しくなることは、**体のさまざまな臓器に負担**をかける可能性があります。

また、糖質制限ダイエットを行う際、多くの人が**赤肉の摂取量を増やす傾向**にあります。しかし、**赤肉の過剰摂取は大腸がんのリスクを高める**ことが知られています。世界がん研究基金は、赤肉の摂取量を週３００～５００ｇ以下に抑えることを推奨しています。

さらに、極端な糖質制限は**体内の水分バランスを崩す可能性**があります。糖質1gあたり約3gの水分が体内に貯蔵されるため、糖質摂取量を急激に減らすと、体内の水分量も減少します。これにより、**脱水症状やめまい、頭痛などの不快な症状**が現れることがあります。

糖質制限ダイエットは、特定の疾患を持つ人にとっては危険な場合もあります。例えば、**腎臓病や肝臓病の患者さんが高タンパク質・高脂質の食事を続けると、病状を悪化させる**可能性があります。また、**妊婦や授乳中の女性、成長期の子どもたち**にとっても、栄養バランスの観点から糖質制限は推奨されません。

では、糖質制限ダイエットをどのように考えればよいのでしょうか。

まず重要なのは、**極端な糖質制限ではなく、適度な糖質コントロールを心がけること**です。日本人の平均的な糖質摂取量は総カロリーの約60%ですが、これを50%程度に抑えるだけでも、多くの人にとって十分な効果が得られます。また、糖質の**「質」**にも注目しましょう。精製された糖質（白米、白パンなど）よりも、**全粒穀物や豆類、野菜**などに含まれる複合糖質を中心に摂取することが望ましいです。これらの食品は、糖質だけでなく食物繊維やビタミン、ミネラルなども豊富に含んでいます。

さらに、糖質制限に偏重するのではなく、**バランスの取れた食事を心がけること**が大切です。地中海式食事法などが良い参考になるでしょう。これは、**野菜や果物、全粒穀物、豆類、魚介類を中心**とし、適度に赤身肉や乳製品を取り入れる食事法です。多くの研究で、地中海式食事法が心臓病や糖尿病、がんなどのリスクを低減することが示されています。

最後に強調したいのは、**どんなダイエット法も、個人の体質や生活スタイル、既往歴などに合わせてカスタマイズする必要がある**ということです。糖質制限ダイエットも例外ではありません。自分に合った方法を見つけるためには、専門家のアドバイスを受けながら、自身の体の反応を注意深く観察し、適宜修正していくことが大切です。

健康的な減量とは、単に体重を減らすことではありません。栄養バランスを保ちながら、持続可能な方法で体脂肪を減らし、筋肉量を維持または増加させ、さまざまな疾病リスクの低下につながることが理想的です。そのためには、**自分の健康状態を正確に可**

視化しながら状況に応じて習慣を微修正していくことが不可欠です。

5・5 グルテンフリーの誤解と真実

近年、「グルテンフリー」という言葉を耳にする機会が増えてきました。スーパーマーケットの棚には「グルテンフリー」と表示された商品が並び、レストランではグルテンフリーメニューが用意されています。多くの人が「グルテンフリー」を健康的な食生活の象徴のように捉えているようです。しかし、この「グルテンフリー」ブームには、多くの誤解と真実が混在しています。この章では、グルテンフリーについて、医学的な観点から詳しく解説していきましょう。

まず、**グルテンとは何か**から説明しましょう。グルテンは小麦、大麦、ライ麦などに含まれるタンパク質の一種です。パンやパスタなどの食感や弾力性を生み出す重要な要素であり、多くの加工食品にも使用されています。

グルテンは小麦などに含まれるたんぱく質で、**セリアック病やその類似疾患を持つ人**

にとっては確かに有害です。しかし、日本人でセリアック病と診断される人は、人口の約0.1％未満と非常にまれです。欧米では１％程度と言われていますが、それでも決して多くはありません。これらに該当しない人々にとって、**適量のグルテン食は特に問題にはなりません。**

では、なぜこれほど多くの人がグルテンフリーダイエットに注目しているのでしょうか？

その理由の一つは、**「非セリアック性グルテン過敏症」という状態の存在です。これは、セリアック病ではないものの、グルテンを摂取すると腹痛や下痢、頭痛などの症状が現れる状態を指します。しかし、この状態の診断基準はまだ確立されておらず**、その実態には不明な点が多いのが現状です。また、グルテンフリーダイエットを始めると体調が良くなったという**「個人の成功例」**が、メディアやＳＮＳを通じて広く伝わったことも、このブームの一因と言えるでしょう。

しかし、ここで注意が必要です。グルテンフリーダイエットを始めて体調が良くなったという人の多くは、単にグルテンを避けただけでなく、**全体的に食生活を見直した可**

能性が高いのです。加工食品や甘いものを控え、野菜や果物を多く取るようになれば、それだけで体調が改善することは十分考えられます。さらに、**プラセボ効果の可能性**も否定できません。「健康に良い」と信じて始めたダイエットで、心理的に前向きになり、結果として体調が良くなったと感じる可能性もあるのです。

ここで、**グルテンフリーダイエットの問題点**についても考えてみましょう。

まず、**栄養面での懸念**があります。精製されていない小麦食品は、多くの人にとって重要な栄養源です。ビタミンB群、鉄、食物繊維などの重要な栄養素を含んでいます。これらを単に避けるだけでは、**栄養不足に陥る可能性**があります。また、グルテンフリー食品には**食物繊維が不足していることが多く**、腸の健康や血糖スパイクへの影響を考えるとデメリットもあります。

そして、最も重要な点は、**不必要なグルテン制限が、かえって体に悪影響を与える可能性**があるということです。グルテンを含む食品を避けることで、体がグルテンに対する耐性を失う可能性があります。また、グルテンフリーを実践することで**冠動脈疾患や2型糖尿病のリスクが高まる**可能性があることを示す研究結果も出てきています。

グルテンフリー食は、**特定の人々にとっては非常に重要**ですが、大多数の人々にとってはほとんど効果は期待できません。グルテンフリーがダイエット（減量）に良いと勘違いされているケースもありますが、これも研究で否定されています。

健康的な食生活とは、特定の食品を完全に排除することではなく、個々の健康リスクを踏まえながらもさまざまな食品をバランス良く摂取することです。グルテンを含む全粒穀物は、多くの重要な栄養素を含んでおり、適度に摂取することで健康に寄与する可能性が高いのです。

最後に、どのようなダイエットや食事法を選択する場合も、**自分の体調をよく観察し、必要に応じて医療専門家に相談すること**が重要です。一人一人の体質や生活スタイルは異なります。**自分に合った、持続可能な食生活を見つけることが、真の健康への道**なのです。

5・4 インターミッテント・ファスティングの活用法

近年、健康や減量の方法として注目されているのが**「間欠的断食（インターミッテント・ファスティング）」**です。この方法は、特定の時間帯のみ食事をし、それ以外の時間を断食するというものです。単なるカロリー制限とは異なり、**食事のタイミングに焦点を当てる手法**で、多くの人に取り入れやすいことから人気を集めています。

インターミッテント・ファスティングの基本的な考え方は、1日の中で**「食事をする時間帯」**と**「断食をする時間帯」**を設定することです。一般的な方法には、**16時間の断食と8時間の食事可能時間を設定する**「**16：8法**」、週5日は通常の食事をし、残りの2日は摂取カロリーを大幅に減らす「**5：2法**」、1日おきに通常の食事と低カロリーの食事を交互に行う**「隔日断食」**などがあります。これらの中で、最も一般的で実践しやすいのは「16：8法」です。

例えば、正午から午後8時までの8時間を食事可能時間とし、それ以外の16時間は水やお茶などカロリーのない飲み物のみを摂取するという方法がよく採用されています。

この方法は、多くの人の生活リズムに合わせやすく、実践しやすいという利点があります。

インターミッテント・ファスティングが注目される理由の一つは、その**潜在的な健康効果**です。研究によると、**体重減少、インスリン感受性の改善、細胞の修復促進、炎症の軽減、脳機能の改善**などの効果が示唆されています。さらに、動物実験では**寿命延長の可能性**も示されています。人間における長期的な効果についてはまだ十分に解明されていませんが、アンチエイジングの観点でもポジティブな影響をもたらすかもしれません。

しかし、これらの潜在的な効果が魅力的であっても、インターミッテント・ファスティングが**すべての人に適しているわけではありません。**妊娠中や授乳中の女性、成長期の子どもや青少年、治療中の糖尿病患者、摂食障害の既往歴がある人、高齢者や体力が弱っている人、特定の薬を服用している人、筋力増強が必要なアスリートなどは、この方法を避けるか、**医師の指導のもとで行う**必要があります。

健康な成人であっても、インターミッテント・ファスティングを始める前には注意が必要です。まず、**いきなり長時間の断食を始めるのではなく、徐々に断食時間を延ばしていくこと**が重要です。また、断食中も**十分な水分を摂取**し、食事可能時間内でも**バランスの取れた食事を心がける**ことが大切です。食事可能時間になると、つい食べ過ぎてしまうことがありますが、これでは効果が半減してしまうため、**適量を守ること**が求められます。さらに、**適度な運動と組み合わせる**ことで、より効果的な結果が期待できますが、断食中の高強度の運動は避けるべきです。

具体的な実践例として、朝食を取る習慣がない方や夜の会食が多い経営者は、午前中は水やブラックコーヒーのみで過ごし、12時から20時までを食事可能時間とするスケジュールが考えられます。この時間帯にバランスの取れた昼食と夕食を取ります。インターミッテント・ファスティングを始める前に、**自分の健康状態を把握し、必要に応じて医師に相談する**ことをお勧めします。特に開始してすぐの期間は空腹感や頭痛、消化器系の不調などをきたすこともあるため、**自分に合ったスタイルが見つかるまでは専門家の意見を参考**にしましょう。

従来は**朝食をしっかり食べる1日3食の生活リズム**こそ正義だと考えられてきました

が、人によっては間欠的断食を取り入れることが**体重維持やさまざまな疾病の予防に効果的**であることが分かってきました。価値観やワークスタイルが多様化し均一な生活リズムを実践することが非常に難しくなっている現代において、これは朗報です。ぜひうまく日々の生活の中に取り入れてみてください。

5・7　脂肪吸引の危険性と正しい理解

美容外科医療の発展に伴い、脂肪吸引手術が多くの人々の注目を集めています。特に、ダイエットや運動で思うような結果が得られない人々にとって、脂肪吸引は魅力的な選択肢に映るかもしれません。しかし、この手術には**多くの人が認識していない危険性**が潜んでいます。

脂肪吸引とは、皮下脂肪を物理的に除去する美容外科手術です。通常、麻酔下で皮膚に小さな切開を入れ、カニューレと呼ばれる細い管を挿入し、真空吸引によって脂肪を取り除きます。主に腹部、太もも、腰、二の腕などの部位で行われるこの手術は、一見すると即効性のある魅力的な方法に思えるかもしれません。

しかし、脂肪吸引にはさまざまなリスクと問題点が存在します。まず、これは外科手術であるため、**感染症、出血、麻酔によるショック、血栓症**などの**合併症のリスク**があります。特に、大量の脂肪を一度に吸引すると、循環系に深刻な影響を与える可能性があります。

さらに、手術後の見た目の問題も無視できません。**皮膚のたるみや凹凸**が生じる可能性があり、特に大量の脂肪を吸引した場合や、皮膚の弾力性が低下している高齢者の場合、この問題が顕著になることがあります。また、局所的な脂肪除去であるため、**体全体のバランスを崩す可能性**もあります。

脂肪吸引の**最大の問題点**の一つは、中長期で**疾病リスクを高める可能性**があることです。脂肪吸引は**皮下脂肪のみ**を対象としており、内臓脂肪には影響を与えません。**内臓脂肪こそが多くの疾病リスクと関連**しているため、脂肪吸引によって皮下脂肪細胞だけを大量に除去することは、リバウンドをした際に内臓脂肪がより増えやすくなることにつながる可能性があります。

例えば、ある40代の男性経営者は腹部の脂肪吸引を受け、一時的に体形が改善しました。しかし、その後の不適切な食生活と運動不足により、1年後には元の体重に戻っていました。さらに悪いことに、**内臓脂肪ＣＴ検査の結果、内臓脂肪の割合が増加**していることが判明しました。皮下脂肪の減少により見た目は以前より痩せて見えるものの、実は健康リスクがむしろ高まっていたのです。

このような事例は、**脂肪吸引が決して「簡単な解決策」ではない**ことを示しています。脂肪吸引はあくまで**部分的なボディラインを整えるために活用**すべきであり、**減量のために大量の脂肪吸引を行うのは長い目では自殺行為になりうる**と言えるでしょう。

脂肪吸引に興味がある方は、**手術のリスクや限界を十分に理解し**、その上で**専門の医師と十分に相談**することが重要です。健康的な体形を維持するためには、**バランスの取れた食事**と**適度な運動**が基本であり、脂肪吸引はその補完的な手段として慎重に考慮するべきです。

この章では、巷で話題の健康法に安易に騙されないための方法について、具体的な事例を交えながら説明してきました。

後悔なく適切な健康法を選択するためには、自分の体の状態を理解し、エビデンスに基づいた正しい情報をもとに意思決定することが重要です。

健康本やウェブから得られる情報にはバイアスがかかっていることが多いため、「本当にそうなのか?」と疑う姿勢を持つことがますます重要になっています。

ぜひ、中立的な立場で正しいアドバイスをくれる専門家を見つけてみてください。

第6章
その健康法、本当に合っていますか？

6・1 見た目と健康度は必ずしも一致しない

日常生活で、私たちはついつい外見から人の健康状態を判断しがちです。痩せている人を見れば「健康的だ」と感じ、少しふくよかな人を見ると「もう少し健康に気をつけた方がいいのでは」と思ってしまうことがあるでしょう。

しかし、**実際には見た目と健康度は必ずしも一致しません。**この誤解が、自分自身の健康管理においても大きな落とし穴になることがあります。

まず、「痩せていることが健康の証とは限らない」という点を考えてみましょう。確かに、極端な肥満はさまざまな健康リスクを伴いますが、**痩せているからといって必ずしも健康とは言えない**のです。最近では「隠れ肥満」という概念が注目されています。これは、見た目は痩せているのに、体の中には過剰な脂肪、特に内臓脂肪が蓄積している状態を指します。

40代の男性Oさんの例を見てみましょう。Oさんは身長175㎝、体重70kgで、一見すると標準的な体型に見えました。

しかし、詳しく検査をしてみると、**内臓脂肪が基準値を大きく超えていた**のです。彼は「外見的にも痩せているから大丈夫」と思い込み、食事や運動に無頓着でした。その結果、**血糖値や中性脂肪の値が危険なレベルまで上昇**してしまっていたのです。

このような「隠れ肥満」の状態を把握するためには、単に体重を測るだけでは不十分です。**体脂肪率の測定や、さらに詳細には内臓脂肪ＣＴスキャンなどの検査が必要**です。また、内臓脂肪の蓄積の結果として上昇しうる血圧・脂質・血糖といった数値を確認することも重要です。**健康状態は外見で判断するのではなく、科学的なデータに基づいて評価することが不可欠**です。

一方で、少しふくよかな、いわゆる「ぽっちゃり」した体型の方が実は健康的である可能性も指摘されています。ある大規模な疫学調査では、**ＢＭＩが23から25の範囲（日本の基準では「標準」の上限から「肥満」の下限にあたる）の人たちが、最も死亡リスクが低い**という結果が出ています。

また、筋肉量も見逃せない要素です。体重が標準でも、筋肉量が少なく体脂肪率が高い「隠れ肥満」の状態は、さまざまな健康リスクを伴います。逆に、筋肉量が多いアスリートのような人たちは、BMIだけで見ると「肥満」と判定されることがありますが、**実際の健康状態は非常に良好**です。

健康を評価する際には、体重や外見だけでなく、体脂肪率、筋肉量、血液検査など、さまざまな健康指標を総合的に見ることが必要です。これらのデータを定期的に測定し、その変化を把握し続けることが、真の健康管理につながります。

見た目と健康度は必ずしも一致しない――この事実を忘れずに。

6・2 年齢と健康の誤解を解く

年齢と健康の関係について、多くの人が誤った思い込みを持っています。

「若いから大丈夫」「年だから仕方ない」といった考え方です。

しかし、**こうした思い込みは、健康管理において大きな落とし穴になりかねません。**

私のパーソナルドクターとしての経験からも、これらの誤解が重大な健康問題を引き起こす場面を数多く目にしてきました。

まず、「若いから病気にならない」という考えは大きな間違いです。

もちろん、加齢とともに疾患のリスクは高まりますが、若いからといって健康に無関心でいると、**予想外の健康問題に直面する**ことがあります。

例えば、28歳のＩＴ起業家の例を挙げましょう。彼は「若いからどれだけ無理をしても問題ないだろう」という過信から、毎日3時間睡眠で、ほぼ毎日のように深夜までの会食を続けていました。

数週間前から起床時や空腹時に強い腹痛を自覚していましたが、日中の隙間のないアポイントと夜の会食に翻弄され、病院を受診する時間を作れずにいました。

ある日の朝、**大量の吐血と下血でベッドが真っ赤に染まっている**ことに気づき、朦朧とした意識とふらつく体でなんとか救急車を呼ぶことができました。

診断は**消化管穿孔《せんこう》**。十二指腸潰瘍からの大量の出血による重度の貧血と、消化管穿孔による腹膜炎を起こしていることが判明し、入院期間は約2ヶ月に及びました。

消化管穿孔の致死率は約30％と言われますので、まさに**生死の境目を彷徨った**と言えるでしょう。また、入院期間中、彼の会社のほとんどの機能がストップしてしまったことは言うまでもありません。

若さは健康を守る万能の盾ではないということを如実に物語るエピソードです。

一方、「年だから仕方ない」という考え方もまた、大きな誤解です。

確かに年を重ねることで体に変化は起こりますが、**適切な予防策と管理を行うことで、老化の影響を大きく軽減することができる**のです。

60代の元アスリートでもある経営者の方がいますが、彼は定期的なメディカルチェックは勿論、毎日のルーティーンとしての運動と食事管理を徹底的に行うことで、**30代の平均的な人よりも良好な体力と健康状態を維持**しています。

年齢を重ねるごとに一部臓器の機能が低下することは確かですが、**適切な対策をとることでその進行を遅らせることは可能**です。

健康管理において大切なのは、**年齢に関係なく、自分の体の変化に常に敏感であることと**です。

20代や30代の若い頃から定期的な健康チェックを行い、年齢に応じた適切な検査項目を選びながら、経年変化を見ていくことが重要です。これにより、**潜在的な健康リスク**

を早期に発見し、予防的に対処することができます。

さらに、**どの年齢でも持続する体調の変化はすぐ専門家に相談するべき**です。「若いから」「年だから」と安易に片付けず、**適切な医療の評価を早期に受けることが重要**です。

同じ症状であっても、年齢や健康状態によって想定される原因は様々。**過去の経験や周囲の意見に惑わされると誤った解釈をしてしまう可能性**もあります。

健康は年齢だけで決まるものではなく、**日々の選択と行動の積み重ね**です。20代であっても不健康な生活を続けていれば問題が生じますし、80代であっても適切なケアと生活習慣を維持すれば、活動的で充実した日々を送ることができます。

年齢は確かに一つの重要な要素ですが、それは健康管理の指標の一つに過ぎません。

個々人の遺伝的背景、生活環境、習慣、そしてその時々の健康状態を総合的に考慮し、**パーソナライズされた健康管理を行うことが、本当の意味での健康長寿**につながります。

6・3 連続的な老化と非連続的な老化を理解する

健康的な老後を迎えるためには、**老化のプロセスを正しく理解することが非常に重要**です。特に、「連続的な老化」と「非連続的な老化」の2つの概念を把握し、それぞれに適切に対処することが、健康長寿の鍵となります。

ここでは、これらの概念の違いと重要性について詳しく説明します。

まず、**連続的な老化と非連続的な老化**とは何かを明確にしましょう。

■**連続的な老化**は、私たちが一般的にイメージするような老化です。これは、**時間の経過や生活習慣の乱れとともに徐々に進行する変化**で、しわやたるみ、筋力や柔軟性の低下、視力や聴力の衰え、代謝の低下などが含まれます。年をとったり紫外線などの外部刺激で体に酸化ストレスがかかることで、ほぼ必然的に起こる連続的な変化です。

■一方、**非連続的な老化は、重大な健康イベント等による急激な細胞老化・細胞死**を指します。ある日突然起こる心筋梗塞や脳卒中などにより血流が途絶え、栄養を失った細胞が突然死んでしまうケースがこれに該当します。

多くの人は、**連続的な老化にばかり注目しがち**です。多くのアンチエイジング製品やサービスも、主にこの連続的な老化を対象としています。しかし、私の経験上、**非連続的な老化への対策が非常に重要である**ことを痛感しています。

例えば、ある55歳の経営者の例を見てみましょう。彼は見た目を若く保つために高額なアンチエイジング治療を複数受けていましたが、**定期的な人間ドックや食習慣の見直しなど基本的な健康管理を軽視**していました。ある日突然心筋梗塞で倒れ、一命は取り留めたものの、長期間の入院が必要となり、後遺症を抱えることに。従来のようにアクティブに活動することができなくなってしまいました。彼は、**見た目を気にする前に、体の内部の健康状態にもっと目を向けるべきだった**と後悔することになったのです。

もし彼が**非連続的な老化のリスクにもっと注意を払っていれば**、この事態は避けられたかもしれません。そもそもの健康の土台として、**非連続的な老化の予防にまず力を入れることが**重要です。その上で、より良い人生を送るという観点から、**連続的な老化対策もバランスよく行うこと**が、本当の意味での「アンチエイジング」です。

そして、戦略的に老化と戦うためには、**自分の体の中身をデータによって可視化すること**が不可欠です。経年的に自らの健康情報をトラッキングしていくことで、**自分の各臓器の連続的老化がどれくらい進んでいるか、非連続的老化のリスクとなりうる兆候が隠れていないかを早期に捉えること**ができます。

分かりやすい外見や体調だけに目を向けるのではなく、**体の内部の状態を適切に把握しながら、連続的老化と非連続的老化の両方を防ぐこと**が重要なのです。

6・4 食材と栄養素の違いを正しく理解する

多くの人が「この栄養素が良い」と聞くと、その栄養素を多く含む健康食品やサプリメントを積極的に摂取しようとします。しかし、**それが必ずしも効果的であるとは限り**

ません。ここでは、食材として栄養素を摂取することと、栄養素を単体で摂取することの違い、さらに**食材を加工することによる変化**について見ていきましょう。

例えば、**リコピン**を例に挙げてみます。リコピンはトマトに豊富に含まれ、**抗酸化作用**があり健康に良い成分という情報が広まっていました。

しかし、**リコピンを抽出してサプリメントとして単体で摂取しても、病気の予防や死亡率の低下には効果を示さない**ことが判明しました。**トマトをそのまま食べること自体は一定の健康効果**が見込めますが、必ずしもその成分を単体で摂取することが体に良いとは限らないのです。

この事例は、**栄養素を単体で摂取することと、食材として摂取することが全く異なる**ことを示しています。トマトにはリコピン以外にも**ビタミンC、カリウム、食物繊維**などが豊富に含まれており、**これらの栄養素が複合的に作用することで健康効果が発揮される**可能性があります。

また、**食材はその食べ方によっても健康効果が異なる**ことがあります。

例えば、**生の果実をそのまま食べることは肥満や2型糖尿病のリスクを下げる**ことにつながりますが、**100％果汁のジュースにして飲んだ場合**にはむしろこれらのリスクが高まります。

果汁100％ジュースと聞くと健康的な印象を抱きがちですが、**食物繊維を含む果実を食べることと、精製されたジュースを飲むことは全く異なる行為**なのです。

加工肉についても同様のことが言えます。加工肉は、**高塩分であることや保存料の使用**など、様々な影響を受け、**純粋な赤肉と比較しても肥満、高血圧、発がんのリスクが高まる**可能性が指摘されています。

もちろん、**少量の加工肉を食べることが短期的に人体に悪影響を及ぼす**わけではありませんが、**習慣的な摂取は体への負荷**となるため、できるだけ避ける方が良いでしょう。

人の生活を便利にする加工技術には良い面もありますが、それに伴って**健康リスクも多少なりとも高まる**という事実は無視できません。

このように、**食材の摂取方法や加工方法によって栄養素の働きが変わる**ことを理解することが、健康的な食生活を送るために非常に重要です。

単体の栄養素に過度に依存せず、バランスの良い食事を心がけることが、長期的な健康維持につながるのです。

　この章では、健康度を評価する際に見逃されがちな盲点について説明してきました。体型や皮膚の状態など、目に見える変化を基に健康を判断しがちですが、適切に健康状態や老化度を評価するためには、体の内部データを深く読み解くことが重要です。

　健康長寿を実現するためには、一般的なアンチエイジング（＝見た目の若々しさ）に注目するだけでは不十分で、細胞レベルで健康を維持できているかを確認し、総合的な対策を講じることが不可欠です。

　また、様々なヘルスケア商品が日々登場していますが、本当に自分に必要なものは何か？　を問い続ける習慣をぜひ身につけてみてください。

第7章
医師がやっている毎日のちょっとした健康習慣

7・1 年2回の定期的な検査とデータ活用

私は医師として、定期的に健康データを確認することの大切さを感じています。ここでは、どうして定期的な健康チェックが重要なのか、そして具体的にどのように行えばいいのかを分かりやすく説明します。

まず、私が実践している健康管理の方法を紹介しましょう。私は**1年に2回、健康診断を受けています**。ただし、毎回すべての検査をするわけではありません。例えば、血液検査や血圧のチェックなど**非侵襲的な検査は半年に1度行います**が、レントゲン検査やCT／MRI検査は年に1回程度です。これは、**体への負担を最小限にしつつ必要十分な情報を得るため**です。

血液検査を半年に1回行う理由は、新しい問題が起きていないかを定期的に確認することはもちろん、直近の生活習慣の積み重ねが体にどのような影響を及ぼしているかを確かめるためです。**血液検査は、体のいろいろな部分（各臓器）の状態や機能を客観的に知る手がかりになります。**前回からのトレンドも踏まえながら現在の生活習慣に課題がないかを定期的に振り返り、健康管理のＰＤＣＡを効果的に回すために活用しています。

ただし、**健康データの改善を極端に追い求めすぎると、かえってストレスになってしまうこともあります。**健康管理は、より良い人生を送るための手段ですので、健康データを改善すること自体が目的になってしまわないよう注意しましょう。現状や直近のトレンドを正確に把握した上で、理想の人生とのギャップが生じていないかを確認し、**持続可能な方法で戦略を立て維持・改善していきます。**

7・2　魚を意識的に取る：良質なタンパク質と健康に良い脂質の源

私が日々の食生活で特に気をつけているのが、「できるかぎり魚を食べること」です。医師としての経験や最新の栄養学の研究から、魚が健康に大きなメリットをもたらすことを実感しています。**魚は良質なタンパク質を提供するだけでなく、体に良い脂質もたくさん含んでいます。**特に青魚に含まれるＤＨＡやＥＰＡといったオメガ3脂肪酸は、さまざまな健康効果が科学的に証明されています。

魚を食べることには多くの利点があります。まず、**心臓や血管の健康を守る効果があることです。**オメガ3脂肪酸は**血液をサラサラにし、血栓ができるのを防ぐため、動脈硬化の予防に役立ちます。**これにより、心筋梗塞や脳卒中のリスクを減らすことにつながります。

また、**DHAは脳内の神経伝達物質の合成に不可欠な成分で、記憶力や集中力を高める効果が期待されています。**さらに、アルツハイマー型認知症以外の認知症の予防にも役立つと言われています。**年齢とともに衰える脳の健康を保ちたい方には、特に意識して取ってほしい栄養素です。**

さらに、**脂質のバランスを整える効果**もあります。魚を食べると中性脂肪が下がり、善玉コレステロール（HDL）が増えることが知られています。**これにより、心血管疾患や脳卒中のリスクが低減し、生活習慣病リスクが総合的に改善**されます。

また、**フィッシュオイルは目の健康にも良い影響を及ぼします。**DHAは目の網膜においても重要な構成成分で、視力の維持に役立つ可能性が指摘されています。また、

ＥＰＡはドライアイを改善する効果もあり、デスクワークが多くドライアイの症状を自覚しやすい方にもおすすめです。

魚を食べる方法については、それほどシビアに考える必要はありません。刺し身、焼き魚、煮魚、フライ、どれでも大丈夫です。大切なのは、**定期的に魚を食べるのを習慣にすること**です。例えば、青魚には特にオメガ3が多く含まれていますが、白身魚にも良質なタンパク質がたくさん含まれています。サーモンはＤＨＡやＥＰＡが豊富で、健康に良い選択です。**完璧を目指しすぎず、魚を習慣的に食べられることを意識**しましょう。

もし魚を毎日食べるのが難しい場合は、**フィッシュオイルのサプリメントを活用するのも一つの方法**です。私も魚を食べていない日はサプリメントで補っています。選ぶ際は、**ＥＰＡやＤＨＡの含有量が明確で、無駄なものが含まれておらず品質が高いもの**を選びましょう。

健康を管理するには、**長期的な視点が大事**です。魚を意識的に食べる習慣をつけることは、将来の健康への投資となります。毎日の食事で**魚を意識的に選択するという習慣**

を築くことで、あなたの健康と生活の質が向上するでしょう。**今すぐに体感できる変化がなくても、長い目で見れば大きな違いが生まれます。**ぜひ今日からあなたも意識してみてください。

7・3 オリーブオイルの活用：悪玉コレステロール対策

私の日々の食生活で欠かせないのが、**オリーブオイル**です。特に、**エキストラバージンオリーブオイルは血管の健康維持にとても重要な食材**です。

オリーブオイルが健康に良いとされる一番の理由は、**オレイン酸というオメガ9系の脂肪酸が豊富に含まれているから**です。**オレイン酸には、悪玉コレステロール（LDLコレステロール）を減らす効果があります。**また、オリーブオイルには**抗酸化作用のあるポリフェノール**も含まれていて、体の中の酸化を防いでくれます。

私自身、悪玉コレステロールの数値が少し気になる水準に入ったときは、**オリーブオイルを積極的に使う**ようにしています。たとえば、**サラダにかけたり、パンに塗ったり、**

料理の仕上げに使ったりします。サラダにはオリーブオイルをかけるだけで、風味が増し、健康効果も高まります。**パンに塗るときはバターの代わりにオリーブオイルを使うと、より健康的**です。パスタや魚料理の仕上げに少し加えるだけでも、味が引き立ち、健康にも良いです。

ただし、注意点もあります。**オリーブオイルは脂質コントロールに有効**ですが、脂質であるため**カロリーは高い**です。**「体に良いから」と言って取りすぎてしまうと、かえって健康に悪影響を与える可能性もあります。**1日大さじ1～2杯程度にするなど、過剰摂取にならないための目安を設定しておくことも重要です。

また、LDLコレステロールが高くなる原因はさまざまで、生活習慣だけでなく、遺伝の影響もあります。遺伝的な要因が強い場合は、食事の改善だけでは十分な成果が出ないこともあります。その場合は、**心筋梗塞や脳卒中予防の観点から内服薬を開始するなども選択肢**になるため、医師と相談しながら適切な対策を考えることが大切です。

オリーブオイルには、**悪玉コレステロールを減らすだけでなく、体の炎症を抑えたり、血糖値の上昇を抑えたりする効果**もあります。これらは、**糖尿病や心臓病などの予防に**

も役立ちます。

日々の食事にオリーブオイルを取り入れるときは、**他の健康的な食習慣とも組み合わせることが重要**です。例えば、**地中海式の食事法**では、オリーブオイルを主な脂肪源にしながら、野菜や果物、全粒穀物、魚を多く食べ、赤身の肉を控えめにします。この食事法は、**心臓病やその他の病気のリスクを大幅に減らすことが多くの研究で示されています。**

オリーブオイルの活用は、健康的な生活を楽しむための一つの方法です。ぜひ、毎日の食事にオリーブオイルを取り入れて、**長期的な健康習慣として活用**してみてください。

7・4 季節や生活スタイルに応じたビタミンD摂取：免疫力向上と骨の健康維持

健康管理の一環として、私は**ビタミンDサプリメントを習慣的に摂取**しています。特に**10月から翌年の5月までの期間は、より積極的に意識**するようにしています。ここでは、なぜ現代人にとってビタミンDに注意を払うことが重要なのか、そしてビタミンDの健康効果についてご紹介します。

10月から5月の夏を除いた期間にビタミンD摂取が特に重要な理由は、この期間では日本において**紫外線への暴露量が減少**するからです。冬は気温が下がるため、長袖の服を着ることが多く、肌の露出が少なくなることも拍車をかけます。**ビタミンDは皮膚に紫外線が当たることで体内で生成**されますが、秋から春にかけては日光を浴びる機会が減り、自然にビタミンDを作ることが難しくなります。

ビタミンDは体にとって非常に重要な役割を果たします。まず、**上気道感染症のリスクを減らす効果**が示されています。**ビタミンDは免疫システムをサポートし、風邪やインフルエンザなど感染症の予防に役立ちます。**特に、寒くて風邪をひきやすい季節においては、ビタミンD摂取を意識することが感染症リスクを減らすことにつながります。

また、**骨の健康を維持するためにもビタミンDは欠かせません。**ビタミンDは**カルシウムの吸収を助け、骨を強く保つ役割**があります。特に日照時間が短くなる冬の間は、**骨密度低下のリスクが高まるため、ビタミンDをしっかり取ることが大切**です。

さらに最近の研究では、**ビタミンDが特定のがんのリスクを低減する可能性**が示されています。特に**大腸がんや乳がん、前立腺がん**などに対する効果が報告されています。確実なことはまだ言えませんが、安全性が高いことも踏まえると、**予防策の一つとしてビタミンDを意識する価値はあります。**

私の経験から言うと、現代の日本人は**ビタミンD不足の人が非常に多**いです。特にデスクワークが中心で外出の機会が少ない人にとって、ビタミンD不足は深刻な問題です。**ビタミンDが不足すると、風邪をひきやすくなったり、骨がもろくなる**ことがあります。実際、20代や30代の経営者でも、日中全く外に出ないようなワークスタイルの方では**骨粗しょう症寸前まで骨密度が低下**している事例も少なくありません。

自分のビタミンDの必要量を知るためには、**血中濃度をチェックすることも**大切です。ビタミンDの数値は通常の健康診断では測られないことが多いので、**必要に応じて追加で検査を受ける**ことをおすすめします。私自身も**定期的にビタミンDの血中濃度を確認**し、それに合わせてサプリメントの量を調整しています。

サプリメントを選ぶときのポイントとしては、市販のマルチビタミンにはビタミン

Ｄが含まれているものの、その量は通常非常に少ないです。私は、**ビタミンＤを単体で取ることを推奨**しています。目安としては、１日あたり１０００～２０００ＩＵ（25～50マイクログラム）を摂取するのが良いでしょう。ただし、**ビタミンＤは脂溶性ビタミン**なので、過剰に取ると体内に蓄積されてしまうリスクがあります。**極端に高用量のサプリメントは避け、必要な量だけを取る**ようにしましょう。

また、ビタミンＤの**吸収を良くするためには、適度な脂質と一緒に摂取すること**が効果的です。例えば、**オリーブオイルを使ったサラダと一緒にビタミンＤのサプリメントを取ると、効率よく吸収**されます。

私自身、ビタミンＤを取るようになってから、**風邪をひく回数が減り、体調が全体的に良くなった**と感じています。また、**ビタミンＤは心の健康にも良い影響**を与える可能性があります。冬の時期に気分が落ち込むことがある人も、**ビタミンＤを摂取することが予防につながる**かもしれません。ビタミンＤはサプリメントの中でも**有効性に関するエビデンスが豊富**で、安全性も比較的高いため、医師がおすすめできるサプリメントといえます。

室内ワークが多い方や風邪を引きやすい自覚がある方、骨密度低下を指摘された方などは、ぜひビタミンDを意識的に活用してみてください。

7・5 休肝日をつくることよりも、1日あたりの摂取量に注意する

多くの人が「休肝日」を作って肝臓を休ませることが大切だと考えています。もちろん、アルコールを飲まない日を設けることは悪くありません。しかし、**休肝日を作るよりも重要なのは、適量飲酒を心がけること**です。「今日はたくさん飲むけど、その分明日は休肝日にする」といった意思決定をする方もいますが、これは体への負担を考慮するとあまり良くありません。

なぜなら、一度に大量のアルコールを摂取すると、**胃腸や肝臓といった臓器に大きな負担がかかる**からです。肝臓はアルコールを分解するために働きますが、その能力には限りがあります。**一日のアルコール摂取量が一定ラインを超えると、肝臓が処理しきれず、結果として肝臓にダメージを与えてしまいます。**

大切なのは、**1日あたりのピーク飲酒量を抑えること**です。ある研究によると、トータルの飲酒量を同じとした場合、**アルコール量の多い日と休肝日を交互にとるよりも、適量で毎日アルコールを摂取していた方が身体へのダメージが少ない**ことが示されています。また、無理に休肝日を意識することによって、反動で飲み過ぎてしまうリスクもあります。

1日あたりの目安の摂取量としては、**日本酒なら1合（180ml）、ビールなら中瓶1本（500ml）、ウイスキーならダブル1杯（60ml）程度**を目安にするとよいと言われています。これくらいの量に抑えられれば比較的体へのダメージは少なく済みますが、それ以降は一日量が増えれば増えるほど死亡率も高まることが分かっています。アルコールの代謝能力は遺伝的要因や体格などによりさまざまなので一概にはいえませんが、**1日あたりグラス2杯くらいに抑える**と良いでしょう。

また、**ゆっくり飲むこと・チェイサーとして水分をよくとること**も大切です。**時間をかけて飲むことで、アルコールの吸収を緩やかにし、肝臓への負担を軽減**できます。私もお酒を飲むときは必ず食事と一緒にし、**ミネラルウォーターや炭酸水を交互に飲む**ようにしています。また、飲み会が終わった後も積極的に水分をとり、**睡眠中の脱水を防ぐように心がけています。**これは、**脳梗塞などの血管疾患を予防する観点**からも非常に重要です。

さらに、**強いお酒を飲む場合は水やソーダで薄めて飲む**のも良い方法です。これにより、**アルコールの濃度を下げ、体への刺激を和らげる**ことができます。例えば、ウイスキーはストレートよりも**水割りやハイボールにした方がアルコール血中濃度の急上昇を防ぎ、肝臓への負担が軽く**なります。また、濃度の高いお酒は、**咽頭・食道・胃腸などの消化管への刺激が強く、消化管がんのリスクを高める可能性**もあります。私も、時々おいしいウイスキーを楽しむときはストレートやロックを楽しみますが、日常の会食やホームパーティーでは**なるべく薄めて飲むよう心がけています。**

アルコールは、人同士の**コミュニケーションツール**にもなりますし、**人生を豊かにするものの一つ**だと思います。また、さまざまな国や地域でこだわりを持って作られたお酒にはアートの側面もあり、非常に興味深いものです。もちろん、お酒が好きでない人が無理をして飲む必要はありませんが、お酒が好きな人が絶対にやめた方が良いということもありません。**ぜひアルコールの及ぼす影響を理解し、定期的に自分の体のデータとも向き合いながら、うまく付き合う方法を見つけていきましょう。**私自身も、生涯お酒をたしなめるよう、**データを活用して日々自分の体をケア**しています（笑）。

7・6　週１５０分の有酸素運動と週2回以上の筋トレ

私が日々実践しているのは、ＷＨＯ（世界保健機関）のガイドラインに基づいた**週に１５０分の有酸素運動と週2回の筋力トレーニング**です。この習慣は、健康維持と病気の予防に非常に効果的であることが多くの研究で示されています。

まず、有酸素運動について説明しましょう。**週１５０分**というと多く感じるかもしれませんが、1日に換算すると約20分です。例えば、**毎日15分の早歩きをするだけでもかなりの運動**になります。私自身も、**毎日15分の早歩きを2〜3回行うこと**を習慣にしています。その他にも、**休日に犬の散歩や30分程度のランニング**なども時間が取れた際に行っています。有酸素運動は**リフレッシュ**の観点からも非常に有効ですし、**適度な運**

動は疲労の軽減（アクティブ・レスト）にも効果があります。

現代では、デスクワークが増え、車社会が進んでいるため、意識しない限り**有酸素運動は不足**してしまいます。そのため、私はこれをルーティーンに組み込んで実行することを心がけています。

また、**筋力トレーニング**も健康維持において重要です。私は週ごとのメニューを自分で決める方法もありますが、**短時間でしっかり追い込むため**、また**ルールを決めて漏れを防ぐため**に、パーソナルトレーナーの指導を活用しています。**筋力トレーニングが体に及ぼす医学的ベネフィット**について深く理解しているので、具体的なトレーニングの方法や意識する部位などは、**パーソナルトレーナーの指導**を受けることで、より効果が出ることを実感しています。

ただし、筋力トレーニングを行う際には、**持病がある方は注意が必要**です。例えば、**尿酸値が高い状態**で強度の高いトレーニングを行うと、**痛風リスク**が高まります。また、**糖尿病で網膜症などの合併症がある方**や**動脈硬化が進行した方**は、強度の高いトレーニングが病気を引き起こす可能性もあります。さらに、**フォームを間違えたトレーニング**

を習慣化すると、**頚椎や腰椎の椎間板ヘルニア**などの整形外科的疾患を引き起こすリスクもあります。

運動は、心身の健康を維持する上で不可欠ですが、**自分の現状の体の状態を理解し、ゴールを定めた上で戦略的にメニューを決める**ことが重要です。特に、体に良いはずの運動が、場合によっては**病気を引き起こす引き金**になることもあるので、注意が必要です。

体重や体型などの基本的なデータに加え、**人間ドックなどで得られる体の内側のデータ**も参考にしながら、ライフスタイルも踏まえて**自分に最適で継続可能な運動習慣を築いてほしい**と思います。

7・7　ナッツを積極的に摂取する

私の食生活で欠かせないのが、**ナッツを積極的に取り入れること**です。特に間食には、**無塩のミックスナッツ**を選んで食べています。ここでは、ナッツがなぜ健康に良いのか、そして私の取り方についてご説明します。

ナッツの健康効果は数多くあります。まず、**血管の健康に良い**ことです。ナッツに含まれる**不飽和脂肪酸は、悪玉コレステロール（LDL）を下げ、善玉コレステロール（HDL）を上げる効果**が報告されています。特にクルミは、動脈硬化の予防に効果的なオメガ3脂肪酸を多く含んでいます。

また、**血糖値の安定にもナッツは効果的**です。ナッツには**食物繊維とタンパク質が豊富**で、食後の**血糖値の急上昇を防ぐ**働きがあります。**糖尿病のリスク**がある方や、すでに糖尿病と診断されている方には、これらのベネフィットは特に重要です。さらに、ナッツは**高タンパク・高脂質**で食物繊維も多いため、少量でも**満腹感を得やすく**、無駄な間食を減らすことで**体重管理**にも役立ちます。

ナッツは栄養価が全体的に高い食品です。**抗酸化作用を持つビタミンE**、マグネシウム・亜鉛などの**ミネラル**をはじめ、多くの重要な栄養素が含まれています。これらは日々の食事では不足しがちな栄養素で、**ナッツを習慣的に食べることで戦略的に補う**ことができます。

私のナッツの取り方としては、**1日に30〜60gを目安**にしています。これは**小袋1〜2つ分**くらいの量で、手のひらで**1つかみくら**いとカウントすることもあります。これは、ナッツによる**脂質改善・心臓血管疾患リスクの低下**を証明する多くの論文が、このくらいの量**（1日30〜60g）**の習慣的摂取を推奨しているためです。

ナッツの種類にはあまりこだわらず、**アーモンド、クルミ、カシューナッツ**などを**ミックスした無塩のもの**を選ぶようにしています。ナッツは高カロリーなので、取り過ぎには注意が必要です。**健康に良いとはいえ、カロリー過多になると体重増加につながる**こともあります。また、**ナッツアレルギー**には十分注意しましょう。

日本では、ナッツを習慣的に食べる人が比較的少ないように感じていますが、**ナッツ類の不足は良質な脂質・食物繊維・マグネシウムなどの欠乏**につながります。**間食として便利**で、健康効果も高いので、ぜひナッツを**積極的に取り入れる**ことをおすすめします。

7・8 炭水化物は玄米や全粒粉パンを選ぼう

私が食生活で特に意識しているのは、**炭水化物の選び方**です。できるだけ**白米の代わりに玄米を、白いパンの代わりに全粒粉パンを選ぶ**ようにしています。これは単なる好みではなく、**健康を守るための重要な方法**の一つです。ここでは、なぜ玄米が良いのか、そして私自身の生活への取り入れ方についてご紹介します。

玄米が白米より健康に良い理由は、その**栄養価の高さ**に起因します。**玄米は白米に比べて、食物繊維、ビタミンB群、ミネラル、抗酸化物質**などが豊富に含まれています。特に注目したいのは**食物繊維**であり、玄米は白米の約5倍の食物繊維を含んでいます。

食物繊維には多くの健康効果があります。まず、**腸内環境を整える効**果です。食物繊維は**プレバイオティクス**と呼ばれ、腸内の善玉菌のエサとなり、**腸内フローラを整える**ことに良い影響を与えます。また、食物繊維の十分な摂取は、**大腸がんのリスクを減らす効果**も期待できます。さらに、**食後の血糖値の急上昇を抑える**ため、**糖尿病の予防や管理**、肥満の予防にも役立ちます。

玄米には、**ビタミンB群**も豊富です。ビタミンB1、B2、B6などは、**体のエネルギー代謝を助ける重要な栄養素**です。特にビタミンB1は、**炭水化物をエネルギーに変える際やアルコールを分解する際にも必要**なので、お酒を飲む方には特におすすめです。また、玄米は**マグネシウムや亜鉛、鉄**などのミネラルも多く含んでおり、栄養素をほとんど含まない白米などの**エンプティカロリー**と比較すると、効率よく**微量栄養素を補える**食材と言えるでしょう。

私自身、**家でご飯を炊くときには必ず玄米を使う**ようにしています。最近では、**玄米パック**もスーパーやコンビニで手軽に購入できるので、時間がないときでも簡単に取り入れることができます。外食時に玄米が選択肢にある場合には、**必ず玄米を選ぶ**ようにしています。

個人的には、**納豆と玄米を一緒に食べる**ことが多いです。納豆に含まれる納豆菌で**プロバイオティクス（善玉菌）をとりつつ、玄米に含まれるプレバイオティクス（食物繊維）**を同時に効率よく摂取できます。しかも、手軽に用意できておいしいというのも魅力です。

炭水化物の選び方は、**「玄米か白米か」**という選択だけではありません。**全粒粉のパン**や**そば**、**雑穀米**も良い選択肢です。ポイントは、できるだけ**自然な形の精製されていない炭水化物**を選ぶことが大切です。

もちろん、白米を楽しむことも問題ありませんが、**日々のルーティーンとして玄米を選ぶ意識**を持つことが重要です。玄米を習慣的に取り入れることで、**さまざまな疾患を予防し、より健康な日々を送る**上で大きな効果が期待できます。ぜひ、皆さんもこの習慣を取り入れてみてください！

7・9 気軽な相談が命を救う：専門領域はプロに任せる習慣

最後に私が特に大切だと感じているのは、**あらゆる分野においてプロに気軽に相談できる環境**を持つことの重要性です。財務・法律・税務など、**専門性の高い領域**については、自分でゼロから勉強するよりも、**勉強量も経験値も圧倒的に多い専門家に任せる方が効率が良い**です。もちろん、専門家とコミュニケーションをとる上で、自分自身の**リ**

テラシーを一定以上高めることは必要ですが、**一人で全ての領域をカバーするのは時間的にも限界**があります。また、問題が大きくなる前に、**気軽に相談できるプロ**を持つことが重要です。

私は、法務や税務などは起業の初期からプロにお願いしていましたし、採用やマーケティングなど新しい取り組みをする際には、**必ずプロの意見を聞く**ようにしています。**知識によって避けられる失敗は、わざわざする必要はない**と考えているからです。

これは**医療**についても同様です。多くの人は、**「こんな小さなことでも医者に相談していいのか」**とためらいがちです。しかし、実際には**多くの重大な病気**が、最初は軽い症状やほとんど**自覚症状のない状態**で始まります。そのため、**わずかな違和感でも大きな病気の前兆**である可能性を見逃さないことが大切です。

例えば、**冠攣縮性狭心症**《かんれんしゅくしょうきょうしんしょう》という病気があります。これは**冠動脈が一時的に収縮**して胸痛が起こる病気で、痛みは5~10分程度で治まることが多いです。こうした短い痛みを**軽く考えがち**ですが、適切な治療を受けないと**心筋梗塞につながる**こともあります。

実際、私のクライアントの中にも、**一時的な胸痛を相談したことをきっかけに**診断がついたケースが複数あります。

とはいえ、**医療機関に行くことにはハードル**が伴います。仕事や家事が忙しいと**物理的に時間を取るのが難しい**ですし、初めての医師に相談することに**心理的な負担**を感じるかもしれません。また、初めて話す医師だと、**病歴や健康状態を説明する時間的コスト**もかかります。

そこで、**健康を守る伴走者としてパーソナルドクター**を活用していただきたいのです。パーソナルドクターなら、**あなたの健康状態を継続的に把握しているので能動的にアドバイス**を提供してくれるでしょう。また、**いつでも気軽に相談できます**。自分にどのような課題やリスクがあるかを事前にレクチャーし、問題が大きくなる前に**予防的に対処**することができます。

特に**経営者**にとって、パーソナルドクターの存在は非常に有益です。経営者の健康は**優れた経営をするために不可欠**な要素ですが、多忙な日々の中で健康に時間をかけることが難しい場合もあります。**プロの力を借りることで、無駄な時間コストを減らしつつ、効率的に健康リスク対策**が可能になります。

特に、立ち上げたばかりのスタートアップや、中小零細企業で**社長に多くの機能が依存している**場合、社長が倒れたときの損失は大きくなります。パーソナルドクターを活用することで、**限られた時間で健康リスクを減らし、日々の不調にもすぐ対応できる環境**を持つことができます。これにより、**対処すべき異変を見逃さない**だけでなく、不要な受診を減らし**時間コストの削減**も図れます。

自分の強みを持つ領域にリソースを集中することは、**アウトプットを最大化**するために重要です。そのためにも、専門性の高い領域は**プロに任せるのが合理的**。顧問弁護士や顧問税理士を問題が起こる前に予防的につけるように、**経営者の健康リスクを回避するためにパーソナルドクターを持つことが当たり前**になることを願っています。

この章では、私が実際に取り組んでいる健康法の一部についてお話ししました。

ここで紹介したのは、誰にも当てはまる一般的な健康法のごく一部に過ぎませんが、実際には個々の健康リスクに応じて気をつけるべきポイントが無数に存在します。

それらを正しく選択するためには、自分の健康状態をデータで解釈し、エビデンスに基づいた情報をもとに意思決定・習慣化していくことが重要です。
自分にとって最高の健康習慣を見つけていきましょう。

おわりに

ここまでお読みいただき、ありがとうございます。

本書を通じて、皆様には**「戦略的な健康管理」**の重要性をお伝えしてきました。私たちは今、公衆衛生の向上や医療技術の進歩により、**人生100年時代**を迎えようとしています。この長い人生を健康で充実したものにするためには、従来の「病気になったら治す」という考え方から、**「健康を戦略的に管理する」**という新しいアプローチにシフトする必要があります。そして、その健康戦略を立てる上で、鍵を握るのが**「データ」**の活用です。

AI技術も急速に進歩する中、生まれてから今に至るまでの健康状態（検査）データ、食事内容や運動といった生活習慣データ、遺伝子データなどを集積し組み合わせることによって、現状を分析することはもちろん、**将来のリスクを的確に予測できる**世界が近々訪れるでしょう。健康リスクが正しく可視化できるようになると、様々な業界が変化し、

健康であること自体が経済的価値をもたらす時代が到来します。

例えば、どのような病気になるリスクが高いかを可視化することができれば、疾病を限定した**パーソナライズ保険**などの提案が可能になるかもしれません。また、**健康リスクの度合いを正確に分析**することができれば、健康情報から高精度に保険料を規定し、**健康であるほど保険料が安くなる**ような仕組みを構築できるでしょう。実際、米国では健康データによって保険提案をカスタマイズする技術を**AIを用いて行うことを目指すスタートアップ**が複数出てきています。

また、30年後に健康に労働できる状態で生きている確率などを**高精度に分析**することができれば、経営者の健康状態に応じて企業融資の金利が変わったり、不動産購買者の健康状態に応じて**ローン金利が変わる**ような未来が訪れる可能性もあります。**ヘルステック領域とフィンテック領域は、今後切り離せない関係**になっていくでしょう。

データに基づいてパーソナライズされた**予防医療を提供することは、防ぎえた後悔を防ぎ、豊かな人生を送る**上でも不可欠です。私が創業し経営しているウェルネス社では、自分の健康状態・健康リスクを可視化するための**統合PHRの開発と予防医療知見の民主化**を通じて、パーソナライズヘルスケアプラットフォームを構築することを目指しています。広告や口コミによってヘルスケア商品を購買する時代を終焉させ、**自分の健康データを分析した結果から必要なものだけを適正コストで購入できる世界**を実現したいと考えています。

情報の非対称性が大きい医療ヘルスケアの領域では、誤った情報やエビデンスのない情報を元に高額な自由診療サービスやサプリメントを提供するクリニックや企業が少なからず存在しています。これらの危険から自身の身体を守るためには、**自らの健康データを蓄積・分析・解釈し、適切なソリューションを選択するためのリテラシー**を身につけることが不可欠です。

おわりに

世の中から**防ぎえた死や後悔をなくすため**に、まずは社会的責務を持つ全ての経営者が**健康リスク対策として予防のためにパーソナルドクターをつけることをカルチャー**にしていきたいと考えていますが、長期的には、**（実際のパーソナルドクターはつかずとも、）健康データをAIで分析しパーソナライズされたソリューションを選択していくことで、パーソナライズ予防医療を誰もが安価に受けられる世界**も実現したいと考えています。

家庭・ビジネス・趣味・スポーツなど、あらゆる人間活動において〝「健康」〟はすべての土台にあります。**「失ってから気づく」**を世の中からなくし、**すべての人が最高の人生を送るために不可欠な存在**となれるよう、邁進していきたいと思います。

私が尊敬する、世界一の時価総額を誇るアップル社を創業したスティーブ・ジョブズ氏は、56歳という若さでこの世を去りました。彼が最期に語った言葉の中に、次のような一説があります。

「あなたのために、ドライバーを誰か雇うこともできる。お金を作ってもらうことも出来る。けれど、あなたの代わりに病気になってくれる人は見つけることはできない。物質的な物はなくなっても、また見つけられる。しかし、一つだけ、なくなってしまっては、再度見つけられないものがある。人生だよ。命だよ。手術室に入る時、その病人は、まだ読み終えてない本が1冊あったことに気付くんだ。「健康な生活を送る本」」

この書籍が、志の高い経営者の後悔を防ぐために不可欠な「健康な生活を送る本」になることを願っています。

最後になりましたが、本書の執筆にあたり、多くの方々のご支援とご協力をいただきました。私のビジョンに共感し信じてくださったクライアントの皆様、同僚の医師たち、そして家族に心から感謝申し上げます。**皆さんの存在があってこそ、一歩ずつビジョンの実現に近づけている**と日々感じています。

中田 航太郎（なかだ・こうたろう）
医師（救急総合診療）、株式会社ウェルネス代表取締役

1991年4月生まれ。4歳の時に喘息で入院した際、担当医への憧れから医師を志す。東京医科歯科大学医学部に入学し、医療を学びながら「プロ家庭教師」としても活動。10名以上の生徒を東大や医学部に合格させ、医学生の教育にも携わる。また、早稲田大学院でマインドフルネスの研究も行う。
卒業後は救急総合診療に従事し、多くの患者さんと接する中で、忙しい現代人が抱える病院受診のハードルの高さやヘルスリテラシーの低さ、それらによる防ぎ得た苦痛に課題を感じる。2018年6月、「病気になる前にパーソナルドクターと予防する世界」を目指し、株式会社ウェルネスを創業。2021年4月からパーソナルドクター事業を本格始動し、これまでに経営者や芸能人を中心に500名以上の包括的な健康サポートを提供し、高い評価を得ている。

パーソナルドクター Wellness 公式 HP　https://www.wellness.jp/
Wellness 公式 Instagram　https://www.instagram.com/getwellness.official/
代表ドクター中田の X アカウント　https://x.com/kotaro_nakada

人生100年時代を元気に生き抜く
医師が教える経営者のための
「戦略的健康法」

2024年（令和6年）10月31日 第1刷発行

著　　者　中田 航太郎
発 行 者　大竹 マニエル
編集協力　柴田 恵理

発 行 所　株式会社イーリサ　イーリサパブリッシング
〒150-0043 東京都渋谷区渋谷区道玄坂2丁目15番1号
TEL 050-5372-2568
https://eresa-publishing.co.jp/
発　　売　株式会社三省堂書店／創英社
〒101-0051 東京都千代田区神田神保町1丁目1番地
TEL 03-3291-2295 FAX 03-3292-7687

表紙・本文デザイン　studio_o
印刷・製本　シナノ書籍印刷株式会社

ISBN978-4-911147-03-0
落丁、乱丁本はお取り替え致します。

本書を手にして頂いた方への素敵なプレゼント！

あなたの「戦略的健康法」をサポートする豪華３大特典！

特典 1

本書籍のマインドマップ

特典 2

「戦略的健康法」実践ガイドセミナー動画

特典 3

健康長寿を目指す方々のためのコミュニティ
「WLC(Wellness Longevity Community)」
への招待

特典の受け取り方

LINEへの登録方法

下記のQRコードをスマホで読み込んで
お友達追加を行ってください。

そして、ここまでお読みくださった読者の方々にも深い感謝をしています。**戦略的予防医療の重要性は高まる一方ですが、まだまだ社会への啓蒙が必要**な段階です。ぜひ大切な方々にも、**データに基づく正しい健康管理の重要性**を広めていただけたら幸いです。

皆さんの人生が、最期の瞬間まで後悔のない素敵なものになることを心より願っています。

中田 航太郎